*Dieses Buch ist den Betroffenen,
Überlebenden, Augenzeugen und Angehörigen gewidmet,
die Schreckliches erlebt und überlebt haben.*

Die größten Ereignisse –
das sind nicht unsere lautesten,
sondern unsere stillsten Stunden.

Friedrich Nietzsche

INHALTSVERZEICHNIS

VORWORT

Wenn ein schweres Unglück passiert ist, was geschieht dann mit den überlebenden Opfern? Wie kümmert man sich um Menschen, die Unvorstellbares erlebt haben?

Mein Name ist Dr. Angélique Mundt, ich bin Psychologin und Psychotherapeutin und habe meine Praxis in Hamburg. Ich arbeite ehrenamtlich im Kriseninterventionsteam des Deutschen Roten Kreuzes. Ich werde von der Polizei alarmiert, wenn sich tödliche Unfälle, Verbrechen oder andere Tragödien ereignet haben und wenn Augenzeugen oder Angehörige von Opfern Hilfe brauchen. Ich versuche, den Menschen in den schwärzesten Stunden ihres Lebens beizustehen. Ich leiste *Erste Hilfe für die Seele*, das ist die Aufgabe der Menschen, die für das KIT, das Kriseninterventionsteam, arbeiten.

Manchmal liest man in der Tageszeitung von dramatischen Ereignissen und nimmt nur am Rande zur Kenntnis, »dass zahlreiche Augenzeugen des Unglücks unter Schock standen und von Psychologen betreut werden mussten«. Oder bemerkt am Ende des Artikels die Zeilen: »Die Mordkommission ermittelt. Ein Kriseninterventionsteam kümmerte sich um die Betreuung von Mutter und Kind.« Vielleicht steht dort auch nur lapidar der Satz: »Um die Angehörigen des Opfers kümmerte sich das Kriseninterventionsteam.«

Aber was ist damit eigentlich gemeint? Welche Geschichten und Menschen stehen hinter diesen Zeilen?

Ich las das erste Mal bewusst vom Kriseninterventionsteam in einem Flugzeug, auf dem Weg von Hamburg nach Stuttgart. Ich blätterte in der Hamburger Morgenpost und stieß auf einen kleinen redaktionellen Hinweis, dass das Kriseninterventionsteam des Deutschen Roten Kreuzes einen neuen Ausbildungslehrgang startet und ehrenamtliche Mitarbeiter sucht.

Als Psychologin eigentlich bestens mit den Versorgungsstrukturen meiner Stadt vertraut hatte ich vom KIT noch nie gehört. Meine Neugier war geweckt, der Artikel herausgerissen, und am Abend befragte ich das Internet. Dort las ich, dass das Kriseninterventionsteam überlebende Opfer, Augenzeugen und Angehörige nach Ereignissen, die traumatische Folgen für die Psyche haben können, betreut. Ich wollte mehr erfahren.

Ich fand die Idee, einen Betroffenen dort zu behandeln, wo das Trauma seinen Anfang nimmt, sofort einleuchtend. Könnte man so vielleicht Folgeschäden verhindern? In meiner Psychotherapie-Praxis sehe ich die Menschen erst, wenn ein schlimmes und schockierendes Ereignis bereits Verwüstungen in deren Seele angerichtet hat. Wenn sich auch nur Bruchteile dieser Verwüstung durch vorherige Maßnahmen vermeiden ließen, dann interessierte mich das.

So weit mein Kopf.

Dann war da noch mein Bauch.

Ich gebe zu, ich hatte auch irgendwie Lust, mit der Polizei

zusammenzuarbeiten und mal mit Blaulicht durch die Stadt gefahren zu werden – so stellte ich mir die KIT-Arbeit nämlich im ersten Moment vor. Das zuzugeben ist zwar nicht besonders rühmlich, aber jeder von uns trägt diese Sensationsneugier in sich. Denn diese gehört auch zu der Bereitschaft, sich mit neuen und komplexen Situationen auseinanderzusetzen, Erfahrungen zu sammeln und Verantwortung zu übernehmen.

Gleichzeitig haben wir die Tendenz, unüberschaubare und unvertraute Situationen zu meiden, da sie uns Angst machen. Sie sind nur spannend, wenn sie weit weg sind, nichts mit uns zu tun haben – wenn wir zum Beispiel zu Hause auf dem Sofa sitzen und die Katastrophe im Fernsehen sehen. Wenn wir leibhaftig dabei und nahe dran, ja, vielleicht sogar betroffen sind, sieht die Sache plötzlich ganz anders aus. Dann löst die Tragik des Lebens eine Lawine von Gefühlen in uns aus, von denen wir erst einmal völlig überfordert sein können.

Es geht um Gefühle in diesem Buch. Um das, was nach dem Moment der Zerstörung mit uns passiert. Es geht ums Überleben nach der Tragödie. Um Hoffnung. Nähe. Und um Menschlichkeit.

Ich hatte großen Respekt vor der Aufgabe für das KIT zu arbeiten. Könnte ich den betroffenen Menschen in diesen grauenhaften Situationen wirklich ein Trost sein? Würde ich die richtigen Worte finden? Gibt es die überhaupt? Was, wenn ich alles nur noch schlimmer machte?

Was ist denn überhaupt wichtig, wenn man einen der liebsten Menschen, die man hat, ganz plötzlich verloren hat?

Was zählt denn wirklich im Leben? Was ist wesentlich für einen Menschen und warum?

Ich habe keine Antworten auf diese Fragen, die werde ich vermutlich niemals haben, aber ich finde mit jedem KIT-Einsatz ein wenig mehr über das Leben heraus.

Menschen überraschen mich immer wieder aufs Neue. Mit ungewöhnlichen Reaktionen. Mit Sätzen, die in der höchsten Verzweiflung gesprochen werden und doch so schön sind, dass sie noch lange in mir nachwirken.

Auf alle Menschen wartet gleicher Tod.
Und keinen gibt es, der an diesem Tag schon weiß,
ob er den nächsten noch erlebt.
Euripides

KAPITEL 1
Das Überbringen einer Todesnachricht

Der Tod ist ein Thema, dem wir uns nicht entziehen können. Leider sagt uns aber niemand, wie wir mit ihm umgehen sollen, wenn er tatsächlich Teil unseres Lebens wird. Wir haben keine Übung darin, die Liebsten, die wir haben, zu verlieren. Wir wissen nicht, wie es sich anfühlt, wenn ein Angehöriger plötzlich und unverhofft, vielleicht sogar durch Gewalt, stirbt. Wer überbringt uns diese Nachricht und wie? Wie reagieren wir darauf? Was fühlen wir? Und wer ist da, um uns zu helfen?

Meine Aufgabe ist es, Menschen in den ersten Stunden nach einem schrecklichen Ereignis beizustehen, auch und vor allem, nachdem sie jemanden verloren haben. Kann man in einer solchen Situation überhaupt etwas Tröstliches sagen oder tun? Ich möchte von meinen Einsätzen nach einer KIT-Alarmierung erzählen, von den Menschen, die von einem schweren Verlust betroffen sind, und vor allem darüber, dass es keine Norm für Gefühle in der individuellen Katastrophe gibt. Trauern folgt keinen allgemeingültigen Regeln, jeder Mensch trauert anders.

Zu den schwersten und leider auch häufigsten Einsätzen des KIT gehört es, dass die Polizei und ich, oder wir – meistens sind wir zu zweit –, einer ahnungslosen Familie mitteilen müssen, dass ein Angehöriger gestorben ist. Normalerweise werden wir gerufen, wenn die Katastrophe, der Unfall, die Tat, bereits passiert ist und wir den Betroffenen helfen sollen, die erste Zeit danach zu überstehen. Bei der Überbringung einer Todesnachricht ist das anders. Wir klingeln bei Menschen an der Tür, deren Leben eigentlich in Ordnung und unbeschwert, vielleicht sogar glücklich ist. Wenn sie uns die Tür öffnen, ist es damit vorbei, und ihr Leben wird von einer Sekunde auf die nächste für immer verändert.

Aber so schwer es auch sein mag, jemandem eine so furchtbare Nachricht mitzuteilen, wir kommen nicht umhin, den Tod beim Namen zu nennen, denn das ist bereits etwas, was wir tun können, um den Angehörigen zu helfen. Erst wenn wir die Nachricht vom Tod einer nahestehenden Person deutlich gehört und wahrgenommen haben, können wir reagieren, fühlen, handeln. Oft genug habe ich erlebt, wie Menschen sich unbewusst vor einer solchen Nachricht und ihrer Bedeutung schützen. Indem sie nicht aufnehmen wollen und können, was gesagt wird. Sie verharren einen letzten Moment, bevor die Erkenntnis des Unverständlichen einsetzt.

Die Nachricht vom plötzlichen und unerwarteten Tod

einer Person an die Angehörigen zu überbringen ist eine schwere Aufgabe. Sie *muss* auch schwerfallen! Und obwohl ich in den vergangenen Jahren schon viele Todesnachrichten überbracht habe, fällt es mir mit der Zeit nicht leichter. Der Moment, in dem die Erkenntnis bei den Betroffenen ankommt, lässt mir immer noch den Atem stocken. Ich denke, es wird nie leicht werden eine Todesnachricht zu überbringen. Und wir brauchen darin auch keine professionelle Routine.

Wir sind Menschen.

Und das ist es, was wir in diesen schweren Situationen anbieten können: Menschlichkeit!

Wie erstarrt

Es war ein Wochenende im November vor ein paar Jahren. Eigentlich ein Wochenende ohne besondere Ereignisse – Hamburg versank im Nebel, und ich entfloh dem tristen Grau, indem ich es mir auf dem Sofa gemütlich machte.

Bis Sonntagabend.

Um sieben Uhr war ich mit einem Mann verabredet, dem ich zuvor erst einmal begegnet war, als ich einen Vortrag bei der Wasserschutzpolizei gehalten hatte. Er hatte mich unbedingt wiedersehen wollen, und seine Einladung hatte sehr charmant geklungen. Wir wollten uns auf ein Glas Wein in einem kleinen Bistro treffen. Ich hatte mich schon das ganze Wochenende darauf gefreut, hatte eine Marlene-Hose und meinen Lieblingspullover angezogen und wollte gerade losgehen, als mein Handy klingelte.

Ich wusste sofort, dass aus meiner Verabredung nichts werden würde. Es war der *besondere* Klingelton. Dieser Ton, den ich nur den Anrufen von zwei Institutionen zugeordnet habe: der Polizei und der Rettungsleitstelle des Deutschen Roten Kreuzes.

Mit dieser Melodie beginnen alle meine KIT-Einsätze.

Der Disponent der Leitstelle rattert wie Dieter Thomas Heck: »Guten Abend, Frau Mundt, hier ist die Leitstelle, ich habe einen Einsatz für Sie. Ein Tötungsdelikt. Fahren Sie unverzüglich zum Polizeikommissariat 16. Die Telefonnummer lautet…« Er holt nicht einmal Luft dabei.

Verdutzt antworte ich genauso schnell: »Verstanden. Ich bin unterwegs.« Dabei habe ich keinen Bereitschaftsdienst, doch das fällt mir erst ein paar Schrecksekunden später auf.

Ich überlege, was ich mit meiner Verabredung machen soll. Schnell im Restaurant vorbeifahren und Bescheid sagen? Keine Zeit. Umziehen muss ich mich auch noch. Mit der Hose kann ich keinen KIT-Einsatz fahren. Während meine Gedanken rasen und ich überlege, wen ich zuerst anrufen soll, schlüpfe ich in eine Jeans, ein weißes T-Shirt und die dunkelblaue Fleece-Jacke mit dem DRK-KIT-Logo. Dabei fällt mir ein, dass ich gar keine Handynummer meiner Verabredung habe. Mist.

Ich greife nach der Einsatzjacke und werfe einen Blick in den Spiegel. Stimmt, der Lippenstift muss runter.

Ich schnappe mir den KIT-Ausweis, Einsatzmappe, Handy und Autoschlüssel von der Kommode im Flur und überlege, in welcher der nahen Anwohnerstraßen ich mein Auto geparkt habe. Ich muss wenigstens in dem Restaurant anrufen. Was soll ich sagen? Dass da gleich ein netter Mann kommt und ich leider auf dem Weg zum Schauplatz eines Tötungsdelikts bin und dass es deshalb heute Abend nichts wird mit einem Glas Rotwein? Klingt nicht gerade vertrauenserweckend… Aber was kann ich dafür? Und tatsächlich, ich wähle, warte ungeduldig, und die Bedienung ist einigermaßen skeptisch, als ich ihr mein Problem in kurzen Sätzen zu erklären versuche, sie schreibt aber meine Handynummer auf. Ob sie ihm wirklich Bescheid geben wird?

Ich erinnere mich, dass mein Auto in der Nebenstraße schräg gegenüber steht, und mache mich auf den Weg. Das Polizeikommissariat 16 ist nicht weit von meinem Zuhause entfernt. Während ich ins Auto steige, überlege ich, welches Team der Mordkommission wohl Dienst hat. Im Laufe der Jahre habe ich einige Kriminalbeamte kennengelernt, und es ist immer gut, im Einsatz ein bekanntes Gesicht wiederzusehen. Auf den Straßen komme ich zügig voran, denn um diese abendliche Uhrzeit ist kaum Verkehr. Ich kann deshalb in Ruhe einen KIT-Kollegen anrufen, der sich ebenfalls sofort auf den Weg macht.

Als ich einen Parkplatz vor dem Polizeikommissariat suche, sind genau sechzehn Minuten seit dem Anruf aus der Leitstelle vergangen. Keine schlechte Zeit. Es sieht jedoch so aus, als bräuchte ich noch einmal so lange, um einen Parkplatz zu finden. Ich stelle mich ins Parkverbot. Zur Not darf ich das. Ich lege mein KIT-Schild gut sichtbar hinter die Windschutzscheibe.

Drinnen schlägt mir das typische Klima entgegen, das in allen Polizeiwachen herrscht: Überheizte Räume, Alkoholausdünstungen, Angstschweiß und während der kalten Jahreszeiten der Mief von regennassen Wollmänteln.

Am Tresen verhandelt der Wachhabende mit einem alten Mann, der schweren Seegang hat, ob er mit seinem Auto nun weiterfahren dürfe und warum der Autoschlüssel in der Hosentasche des Polizisten verschwunden sei.

Ich lächele dem Beamten aufmunternd zu, und er drückt mir kommentarlos die Tür zum Allerheiligsten auf: dem Wachraum, der Schaltzentrale jedes Polizeireviers. Meine gelbe Einsatzjacke ist jedem Polizisten bekannt und wirkt wie ein »Sesam öffne dich«. Sofort kommt mir der Dienstgruppenleiter der heutigen Nachtschicht entgegen. Gut erkennbar an seinen drei silbernen Sternen auf dem Schulterstück.

»Bei euch ist ja was los…«, duze ich ihn, wie alle Rettungskräfte im Einsatz.

Er winkt ab. Alltag. Nicht der Rede wert. Dann schaut er ernst. »Es gibt ein Tötungsdelikt«, sagt er. »Der Täter wird unten in der Zelle erkennungsdienstlich behandelt. Dich brauche ich für den mutmaßlichen Zeugen. Er sitzt im *sicheren Raum.*« Er wedelt mit den Papieren, die er in der Hand hält, und lässt mich einen Blick hineinwerfen. »Der Junge ist zwar erst Anfang zwanzig, aber kein unbeschriebenes Blatt. Drogenkonsum. Beschaffungskriminalität. Aber nichts gegen das, was er heute Nacht erlebt hat. Wir glauben, dass er mitansehen musste, wie sein Bruder den Vater getötet hat. Kannst du dich um ihn kümmern?«

»Natürlich«, murmele ich und starre wie gebannt auf die Monitore, über die die Bilder der Überwachungskameras aus den einzelnen Räumen des Kellers flimmern. Ein junger Mann in verwaschenem T-Shirt und Unterhose sitzt auf einer Pritsche in der Zelle und lässt die nackten Beine baumeln. Offenbar musste er der Polizei seine Kleidung für die Spurensicherung aushändigen.

Das muss also der Tatverdächtige sein.

Ruhig, nahezu apathisch hockt er da. Keine Regung in seinem Gesicht. Die Hände im Schoß gefaltet. Jetzt hält er auch die Beine still.

In den anderen Räumen, die von den Videokameras erfasst werden, huschen Beamte geschäftig hin und her. Ich erkenne den Mordbereitschaftsleiter und zeige mit dem Finger auf den Monitor. »Ich muss erst mit Peter sprechen, bevor ich zu dem Zeugen gehe, okay?« Peter und ich kennen uns von anderen Einsätzen.

»Na logisch. Bis später.«

Im Keller angekommen begrüßen Peter und ich uns herzlich. »Ich brauche dich zur Betreuung eines Zeugen. Ein junger Mann namens Marcel«, sagt er.

»Hab' schon gehört. Was ist denn genau passiert?«

»Nach dem bisherigem Ermittlungsstand ist Alexander«, er nickt in Richtung des Fensters, durch das man in die Zelle sehen kann, »dringend tatverdächtig seinen Vater in dessen Wohnung erstochen zu haben. Sein Bruder Marcel kam nach eigenen Aussagen zufällig dazu. Der Vater verblutete, und Alexander stand mit dem Messer in der Hand im Flur. Er bat seinen Bruder die Polizei zu rufen, und das hat der auch getan. Beide warteten in der Wohnung auf uns. Die Festnahme verlief unproblematisch. Beide Brüder sind seltsam apathisch.«

»Vielleicht der Schock?«, sage ich, denn ich weiß, dass Menschen unter Extremstress sehr unterschiedlich reagieren. Mehr Stress, als bei einem Tötungsdelikt gegen den eigenen Vater anwesend zu sein, kann ich mir nicht vorstellen. Ein Schock dämpft den Schlag auf die Psyche ab, den manche Erlebnisse bedeuten können. »Er schützt sich«, flüstere ich zu mir selbst, um dann laut zu fragen: »Muss ich auf etwas Besonderes achten?« Da es sich um eine Mordermittlung handelt, möchte ich nichts falsch machen und vergewissere mich bei dem Einsatzleiter. Bei einem Tötungsdelikt sind die Anweisungen des Mordbereitschaftsleiters Gesetz.

»Wir behandeln Marcel erst mal als Zeugen und nicht als Mittäter. Ganz sicher sind wir aber noch nicht. Sobald die Kollegen vom Tatort zurückkommen, wird er vernommen. Bis dahin wäre es schön, wenn er nicht alleine ist.«

Gut. Ich werde also nicht mit Marcel über die Tat sprechen, um nicht in die Ermittlungen einzugreifen. Vermutlich will er das auch gar nicht. »Gibt es Verwandte, die benachrichtigt werden sollen?«, frage ich weiter. »Was ist mit der Ehefrau und Mutter?«

Peter schüttelt den Kopf. »An Krebs verstorben. Es gibt nur den Vater und die beiden Jungs.«

Ich bekomme ein mulmiges Gefühl. So allmählich wird mir die Dimension der Geschichte klar. Der Junge hat gerade seine ganze Familie verloren. »Okay, dann gehe ich zu Marcel …«

Ich laufe die Treppe hoch, nehme zwei Stufen auf einmal und sehe, wie mein KIT-Kollege gerade zur Tür hereinkommt. Ich gehe zu ihm und erzähle schnell, was ich bisher in Erfahrung gebracht habe. Er gibt dem Wachhabenden Bescheid, dass wir nun zu dem Zeugen in den sicheren Raum gehen und er doch bitte ein Auge auf uns haben solle. Die Tür des sicheren Raums kann nämlich nur von außen geöffnet werden. Der Raum ist absolut kahl und ohne jede Möglichkeit, sich oder andere zu verletzen. Damit ist der Ort zwar sicher, aber schafft eine scheußliche

Atmosphäre für eine Betreuung. Hoffentlich kommen die Ermittler bald vom Tatort zurück, damit sie mit dem Jungen sprechen können und er dann nach Hause gehen kann.

Mich durchzuckt ein Gedanke: Zu Hause? Wo ist das jetzt für ihn? In die Wohnung, in der er mit seinem Vater lebt, kann er vorerst nicht zurück. Die Zimmer werden als Tatort versiegelt.

Wir treten in den Raum. »Hallo«, sage ich und schaue dem jungen Mann mit den kurzgeschorenen Haaren in die Augen. Sie sind braun. »Mein Name ist Angélique Mundt, und das ist mein Kollege Dietmar Marks. Wir sind vom Kriseninterventionsteam und haben Zeit für Sie.«

Ich sage bewusst nicht: »Guten Abend«, denn wenn ich komme, ist der Abend nicht mehr gut. Wenn ich komme, ist eine Katastrophe passiert, und die Menschen, die vor mir sitzen, sind davon betroffen. *Gut* gibt es für sie in diesem Moment nicht mehr.

Ganz am Anfang meiner Zeit im KIT habe ich einmal zu einem alten Mann »Guten Abend« gesagt, der gerade erfahren hatte, dass sein einziger Sohn auf offener Straße tot umgefallen war. Den verstörten und unverständigen Blick werde ich nie mehr vergessen. Das ist mir nicht wieder passiert.

Mit Marcel kommen wir nur schleppend ins Gespräch. Er wirkt innerlich ruhig, meidet Blickkontakt, spricht nicht viel. Er möchte wissen, wo sein Bruder ist und wie es ihm geht.

Sachlich stellt er seine Fragen. Kühl.

Ich berichte ihm, was ich gesehen habe. Dass ich nicht mit seinem Bruder gesprochen habe. Ob ihm das so reicht?

Er nickt. Dann schweigt er.

Hat er verstanden, dass sein Vater tot ist? Ist die Tatsache überhaupt schon in sein Bewusstsein gedrungen? Was fühlt er? Kann er überhaupt etwas fühlen, oder überlebt er gerade nur?

Wir schweigen mit ihm.

Es ist schwierig und anstrengend, mit einem Menschen in Kontakt zu kommen, der in diesem Moment keine Gefühle spürt und wie vereist ist. Aber das müssen wir aushalten.

Trotz seiner scheinbaren inneren Gelassenheit, rutscht er von Zeit zu Zeit nervös auf dem Stuhl hin und her. Er schwitzt stark und nestelt mit seinen Händen an seiner Jeans.

»Wie geht es Ihnen, ich meine körperlich? Brauchen Sie irgendetwas?«

»Eine Zigarette. Und meine Medikamente, bitte.«

Er ist ausgesprochen höflich.

Welche Medikamente? Ich frage nach, und er berichtet uns von seiner Heroinabhängigkeit und der Methadon-Substitution. Er braucht sein »Ersatz-Heroin«. Dringend.

»Um welche Uhrzeit nehmen Sie es normalerweise?«, frage ich, denn ich weiß, dass Methadon regelmäßig eingenommen werden muss, da es viel schneller abgebaut wird als Heroin und es ansonsten zu Entzugserscheinungen kommen kann.

»So gegen sechzehn Uhr«, antwortet er ungerührt.

Mist. Er ist schon einige Stunden drüber, daher kommt

seine körperliche Unruhe. Er könnte in einen Entzug rutschen. Es scheint ihn nicht zu interessieren.

Mein Kollege nickt mir kurz zu. Wir haben die gleichen Gedanken. Einer bleibt bei ihm, der andere muss das Methadon besorgen.

»Wo sind Ihre Medikamente?«, frage ich.

»Im Kühlschrank. Zu Hause. Ich wollte sie holen ... als ... mein Bruder ...« Er verstummt.

Am Tatort also. Ich stehe auf. »Ich sehe, was sich machen lässt. Fangen wir mit der Zigarette an.« Das würde hoffentlich die ersten Symptome etwas abmildern.

Ich klopfe gegen die Plexiglasscheibe und gebe dem Wachhabenden durch das Fenster des Raumes ein Zeichen. Er kommt und öffnet die Tür. »Darf Marcel mit meinem Kollegen draußen eine Zigarette rauchen?«

Der Polizist guckt den jungen Mann an und hat Erbarmen. »Ja, im Hof. Aber es kommt noch ein Kollege von uns mit.«

So gehen sie in den Hof, und ich suche Peter, den Mordbereitschaftsleiter, um ihn zu bitten, die Medikamente vom Tatort ins Polizeikommissariat bringen zu lassen.

Peter telefoniert mit seinen Kollegen vor Ort und will wissen, ob ich einen Arzt für den Jungen brauche. Ich finde, Marcel kennt sich am besten mit seinen Symptomen aus, und solange er keinen Arzt fordert, brauchen wir keinen.

Ich treffe ihn mit meinem Kollegen und drei rauchenden Polizisten im Hof. Die zweite, erklärt Marcel mit einem verunglückten Lächeln und hält die Zigarette hoch.

»Die Medikamente werden gleich gebracht.«

»Warum haben sie wieder gestritten? Jetzt habe ich beide verloren, oder?«, fragt er.

»Ja«, antworte ich, denn das ist die Wahrheit und die hat er verdient. Ich bin erleichtert, dass er die Tatsache, dass sein Vater tot ist, verstanden hat. Nur fühlen kann er sie wohl noch nicht. Er wirkt wie erstarrt.

»Alexander wird im Knast nicht klarkommen. Ich könnte das. Er nicht. Er ist viel zu sanft. Er ist … es wird ihn zerstören.«

Erstmals erkenne ich eine emotionale Regung in seinen Äußerungen. Angst spricht aus seinem Blick. Er macht sich Sorgen um seinen Bruder. Da ist keine Anklage und keine Wut zu hören. Nur Kummer um den Bruder. Und sein Vater? Ist der Schmerz wegen des Verlustes zu groß, um ihn auszudrücken? Sind seine Ruhe und Zurückgezogenheit seine Art sich zu schützen? Es kommt vor, dass der Stress der Hilflosigkeit in einer solchen Ausnahmesituation dazu führt, sich wie betäubt und empfindungslos zu fühlen. Man wirkt dann von außen wie erstarrt und scheinbar ohne Anteilnahme. Wie auch immer. Ich respektiere Marcels Gefühle in dieser Situation, denn es sind Reaktionen, die seinem Überleben dienen.

»Ich verstehe es nicht«, fährt er fort. »Ich bin derjenige von uns beiden, der die Kurve nicht gekriegt hat. Ich nehme Drogen. Er doch nicht. Er ist klug, ich bin der Versager.« Er seufzt. »Wo soll ich denn jetzt hin?«

»Haben Sie Verwandte, die wir benachrichtigen können?«, frage ich.

»Nein, ich … vielleicht kann ich bei meiner Freundin wohnen?«

»Wie heißt Ihre Freundin?«

»Jessika«, flüstert er.

»Weiß Jessika, was passiert ist?«

»Ja, ich durfte sie anrufen. Sie kommt her.«

Kurze Zeit später ist sie wirklich da. Zierlich, blond und sichtlich besorgt um ihren Freund. Während Marcel seine Aussage vor der Mordkommission macht, können mein Kollege und ich mit ihr überlegen, was während der nächsten Tage auf die beiden zukommt.

Marcel ist nicht mehr allein.

Noch in der Nacht telefoniere ich mit einer Kollegin von der Opferschutzorganisation *Weißer Ring*. Sie darf ich zu jeder Tages- und Nachtzeit anrufen.

»Ich kläre morgen, wann der Tatortreiniger in die Wohnung kann«, sagt sie. »Dann könnte Marcel zurück nach Hause. Wenn er will.«

Wir arbeiten schon seit Jahren zusammen, und es tut gut zu wissen, dass sie Marcel unterstützen wird.

Denn auch er ist ein Opfer dieser Tat.

Ein orientierungsloser junger Mann, der seine kleine Familie in dieser Nacht verloren hat. Ein Junge ohne Ausbildung, ohne Arbeit, ohne Geld und ohne Hoffnung auf eine bessere Zukunft.

Er braucht Unterstützung. Auch darin, die Bilder und Erlebnisse der Nacht zu verarbeiten, über die er noch nicht sprechen kann. Jemand, der ihm hilft, seine Gefühle auszudrücken. Nicht morgen, vielleicht nicht einmal in der nächsten Woche. Aber irgendwann braucht er psychologische Hilfe. Ich spreche mit Marcel über die Trauma-Ambulanz des Universitätskrankenhauses. Dort erhalten Menschen, die unter den seelischen Folgen eines traumatischen Ereignisses leiden, zeitnah Beratung, psychotherapeutische Gespräche, pharmakologische Behandlung oder weitere Vermittlung in ambulante, teil- oder vollstationäre Behandlung.

Er schreibt sich die Telefonnummer auf. Seine Handschrift ist groß und krakelig. Aber er schreibt selber und gewinnt damit für einen Moment etwas Selbstwirksamkeit. Ich achte stets darauf, dass die Betroffenen möglichst viele Alltagshandlungen selber ausführen, denn das erhöht ein wenig ihr Kontrollerleben in der dramatischen Situation, sie werden sicherer und fühlen sich stärker.

Ich beantworte seine wenigen Fragen: Was passiert als Nächstes? Wo wird sein Bruder hingebracht? Was ist mit der Wohnung? All das sind Fragen und Antworten, die ihm helfen, besser zu verstehen, was um ihn herum vorgeht.

Wir erstellen eine Liste mit Dingen, die er in den nächsten Tagen tun will. Dinge, die ihn ein bisschen handlungsfähiger machen, ihm helfen, Entscheidungen zu treffen. Er ist stolz auf seine Liste. Er will seinem Bruder helfen. Einen Anwalt besorgen. Er kann ihn nicht hassen für seine Tat, denn er liebt ihn.

Über seinen Vater spricht Marcel nicht.

In diesem Moment sind seine Vorsätze gut und hilfreich, denn sie zeigen ihm einen Weg. Einen Weg ins Weiterleben.

Marcel zeigt Mut. Er will nicht die einfache Flucht in die Drogen nehmen. Und er zeigt Hoffnung. Hoffnung auf ein Überleben in der Zerstörung.

Er spürt noch keine Trauer. Trauer um den Vater. Aber die Traurigkeit wird kommen. Wenn er stark genug ist, sie zuzulassen. Dann wird er nicht allein sein.

Meine Enttäuschung über die verpatzte Verabredung hielt nicht lange an. Ich entschuldigte mich wortreich per E-mail. Er antwortete zum Glück und erzählte, dass meine Handynummer, die er von der Bedienung des Restaurants bekommen hatte, einen Zahlendreher hatte. Kein Anschluss unter dieser Nummer. Er schrieb, es sei offenbar ein wenig *schwierig* mit mir. Er habe sich daher entschlossen, sich einfach jeden Abend in das Bistro zu setzen, bis ich käme!

Meinte er das ernst? Ich war gerührt. Mein Herz klopfte, und meine Neugier ließ mich direkt am nächsten Abend in das Restaurant gehen. Und tatsächlich. Er saß an der Bar.

Es wurde ein wundervoller Abend, dem noch viele Abende, Monate und Jahre folgten.

So dicht liegen Anfang und Ende manchmal zusammen.

Markus

Anders als bei dem jungen Zeugen Marcel überbringen wir die meisten Todesnachrichten in Familien, die bis zu dem Moment, wenn die Polizei und das KIT an die Tür klingeln, nicht die geringste Ahnung haben, dass gleich eine Katastrophe über sie hereinbrechen wird.

Diese Situationen fallen mir wirklich schwer.

Ich erinnere mich da zum Beispiel an die Familie von Markus. Markus war fünf Tage vorher einundzwanzig Jahre alt geworden.

Er hatte seine Ausbildung zum Zerspanungsmechaniker abgeschlossen, aber in diesem Beruf wollte er nicht länger arbeiten. Deshalb hatte er sich eine Auszeit genommen, solange bis er irgendwann wissen würde, was er wirklich machen wollte.

Nur sollte er das nicht mehr herausfinden können.

Montagmorgen, acht Uhr dreißig: Als Markus sich am Frühstückstisch im Haus seiner Eltern verabschiedete, hatte er noch dreizehn Minuten zu leben. Wahrscheinlich war alles wie immer: Die kleinen Geschwister beachteten ihn nicht, sie stritten sich gerade um die Corn Pops. Seine Mutter nahm ihn am Arm und drückte ihm noch einen Kuss auf die Wange. Möglicherweise machte er ein Gesicht, als wäre es ihm peinlich. Doch er wartete vielleicht einen Moment zu lange, bevor er sie wegschob.

Er wollte zu einem Freund nach Rahlstedt. An diesem strahlenden Sommertag nahm er für die vier Kilometer seine geliebte Honda.

Eine Weile fuhr er hinter dem Sattelschlepper her, bis der immer langsamer wurde, links blinkte und stehenblieb. Warum Markus in diesem Moment zum Überholen ansetzte, kann man im Nachhinein nicht verstehen. Seine Honda prallte auf die großen Vorderreifen der Zugmaschine, die gerade wieder anfuhr, um abzubiegen. Die Honda wurde herumgerissen. Markus flog über den Lenker und wurde auf den Asphalt geschleudert. Er schlidderte über die Straße. Immer weiter. Dabei verlor er seinen Helm. Dann traf sein Kopf die Bordsteinkante, und sein Körper kam zur Ruhe.

Es war genau acht Uhr und dreiundvierzig Minuten.

»Die Leitstelle. Wir haben einen Einsatz für Sie. Überbringung einer Todesnachricht nach Verkehrsunfall. Die Polizei am Unfallort bittet um Ihren Rückruf.«

Der Disponent gibt mir die Handynummer. Das ganze Gespräch dauert keine Minute und lässt nicht erahnen, welche Geschichte sich hinter diesen wenigen Worten verbirgt. Ich weiß nur, dass ich bald an einer Haustür klingeln werde, um irgendwo in Hamburg die heile Welt eines Menschen zu zerstören. Unwiderruflich. Ich hole tief Luft und tippe die Telefonnummer ein. Polizeimeister Lemke, der am Apparat ist, berichtet, dass es einen jungen Motorradfahrer getroffen hat. Ich soll mich beeilen. Die Familie wohnt nicht weit vom Unfallort entfernt, und er hat Angst, dass sie durch einen Zufall vom Tod des Jungen erfahren könnten.

Fünf Minuten später sitze ich im Auto auf dem Weg nach Rahlstedt.

Was wird mich jetzt erwarten, wer war Markus? Ein Jugendlicher? Oder ein junger Familienvater? Ich muss mich auf den Verkehr konzentrieren. Rote Ampeln verdammen mich zum Warten und zerren an meinen Nerven. Ich will so schnell wie möglich vor Ort sein – und gleichzeitig weit weg. Ich bin hin- und hergerissen zwischen dem Wunsch, mein Bestes für die Familie zu geben, meinen Job gut zu machen, und der Angst vor dem, was mich erwartet.

Von weitem sehe ich die flackernden blauen Lichter der Streifenwagen. Die Straße ist abgesperrt, der Verkehr wird umgeleitet. Während ich langsam an die Absperrung heranfahre, sehe ich zwei Sanitäter am Rettungswagen stehen. Sie rauchen eine Zigarette. Was sie gesehen haben, muss schlimm gewesen sein. Sehr schlimm. Rauchen im Einsatz ist verpönt. Die beiden tun es trotzdem.

Ich steige aus, und ein Polizist kommt auf mich zu. Polizeimeister Lemke. Er sieht nett aus. Was er zu erzählen hat, ist furchtbar. Er schildert mir den Unfallhergang, soweit er bis jetzt zu erkennen ist.

Der LKW-Fahrer und ein Zeuge, der helfen wollte, sind mit einem schweren Schock ins Krankenhaus gebracht worden. Ein weiterer Zeuge musste ebenfalls medizinisch versorgt werden. Niemand hatte mehr helfen können, sagt Lemke. Der Junge war sofort tot. Markus Neumann. Einundzwanzig Jahre alt. Er schluckt und sieht auf die Absperrung. Dahinter lungern die Pressevertreter und Gaffer. Sie starren auf die Fahrbahn. Auf die Plane, unter der der Umriss eines Körpers zu erahnen ist. Lemke will wissen, ob ich den Jungen sehen will.

Nein, will ich eigentlich nicht. Aber ich muss. Das bin ich den Eltern schuldig. Ich frage ihn, was mich erwartet. Er schaut zur Seite und versucht, es zu beschreiben. Also, das Gesicht. Das ja, das könne ich sehen. Nicht den Hinterkopf. Ich hebe die Plane vorsichtig an, der Polizeimeister hilft mir. Und blicke in das zarte Gesicht eines großen Kindes. Mit Sommersprossen. Seine Augen sind geschlossen, und er ist entsetzlich blass, als halte er einen tiefen Winterschlaf. Das viele Blut um seinen Kopf herum erzählt eine andere Geschichte. Ich blicke auf seinen Körper. Ein Bein, ein Fuß ohne Schuh. Das Bein steht wie an einem Scharnier rechtwinklig ab. Gebrochen. Das ließe sich richten. Der Rest nicht.

Ich habe genug gesehen.

Sofern es möglich ist, schaue ich mir die Opfer nach einem Unfall an. Manchmal ist es sehr wichtig für die Eltern, zu wissen, wie ihr Kind ausgesehen hat. Wie es auf der Straße gelegen hat. Und ich möchte einschätzen können, ob eine Verabschiedung für die Angehörigen bedenkenlos möglich ist. Und ich finde, bei Markus ist das der Fall. Trotz der Verletzungen. Sollten es die Eltern wünschen. Ich werde im Institut für Rechtsmedizin darum bitten und sage es dem Polizeimeister Lemke. Er blickt zweifelnd zur Plane und nickt stumm.

»Am besten wir fahren sofort zu den Eltern. Meine Kollegin kommt mit«, sagt er leise.

Es ist Aufgabe der Polizei, die Todesnachricht so schnell wie möglich und der Familie persönlich zu überbringen. Das KIT begleitet sie, um den Angehörigen seelische Unterstützung anbieten zu können.

»Wer ist unter der Adresse gemeldet?«, frage ich.

Er blickt auf seinen Zettel. Warum schweigt er so lange?

»Die Mutter und zwei weitere Kinder. Zwillinge. Acht Jahre alt.«

Mein Gott, denke ich. So junge Geschwister.

Jetzt bin ich froh, dass wir im KIT die Einsätze in der Regel zu zweit fahren. Zum Glück wurde mit mir noch ein anderer Kollege alarmiert. Alleine schaffe ich das nicht. Die Kinder brauchen unter Umständen eine eigene Betreuung. Ich rufe ihn an, er ist bereits in der Nähe. Ich gebe ihm die Adresse der Familie. Wir wollen uns dort vor dem Haus treffen.

Ich fahre dem Polizeiwagen hinterher. Mein Bauch fühlt sich an, als wäre innen alles ein einziger Knoten. Ich gehe in Gedanken noch einmal durch, was man in der Wissenschaft darüber weiß, welche Vorstellungen Achtjährige vom Tod haben: Meist haben sie ein sachliches, fast nüchternes Interesse daran. Sie beginnen gerade erst zu verstehen, was Unendlichkeit bedeutet und dass der Tod unumkehrbar ist. Sie haben noch keine große Angst vor dem Sterben, da sie nur eine sehr vage Vorstellung der eigenen Endlichkeit haben. Sie gehen davon aus, dass nur alte Menschen sterben oder solche, die etwas »Böses« getan haben. Ihr Bruder ist nicht alt und hat auch nichts Böses gemacht. Wie sollen sie verstehen, dass er jetzt tot ist?

Als wir vor den Gelbklinkerbauten ankommen, wartet mein KIT-Kollege schon in seinem Auto. Er kommt auf uns zu, ich begrüße ihn mit einem Blick und einem kurzen Lächeln. Schnell berichten wir die Details. Wir können nicht so lange vor dem Haus rumstehen. Passanten könnten aufmerksam werden, die Familie zum falschen Zeitpunkt zufällig aus dem Fenster sehen und etwas ahnen. Das würde die Überbringung der Nachricht erschweren. Wir müssen aufpassen in solchen Situationen. Ich wende mich an Polizeimeister Lemke und sage ihm noch einmal, was er eigentlich schon weiß, dennoch hilft ein konkreter Auftrag in einer solchen Situation: »Wir müssen zuerst in die Wohnung. Erst dort sagst du, was passiert ist, nicht im Treppenhaus. Sag' es klar und ohne Umschweife, das ist schwer, aber wichtig. Wir bleiben hinter euch. Dann sehen wir weiter…«

Lemke nickt. Es ist nicht das erste Mal, dass er so etwas erlebt. Er weiß, dass er bei den Angehörigen keine Hoffnung auf ein Missverständnis aufkommen lassen darf. Er und seine Kollegin stellen sich vor die Haustür und atmen tief durch, bevor sie die Klingel drücken. Mein Kollege und ich stehen dahinter.

Der Türsummer geht. Wir sind im Haus.

Erster Stock.

Die Tür von Familie Neumann ist geschlossen.

Lemke drückt die Klingel. Wir versuchen ruhig zu atmen.

Die Tür wird geöffnet. Von einem Kind. Das muss einer der Zwillinge sein. Bevor Lemke auch nur ein Wort sagen kann, knallt der Junge die Tür wieder zu.

Lemke dreht sich zu mir um. Sein Gesicht ist erstarrt. Noch bevor er seinen Finger erneut auf die Klingel gelegt hat, wird die Tür wieder geöffnet. Eine Frau sieht uns amüsiert an.

»So, so, die Polizei ist da. Ich habe euch gleich gesagt, ihr sollt nicht so um die Cornflakes streiten. Das habt ihr nun davon.« Sie sieht uns noch immer belustigt an.

»Frau Neumann. Dürfen wir reinkommen? Wir müssen …«

»Natürlich, kommen Sie …« Sie hält uns die Tür auf, geht vor uns in die Küche. Die Kinder sitzen am Frühstückstisch, Frau Neumann steht daneben.

Lemke räuspert sich. Seine Kollegin steht betreten neben ihm. Mein Kollege und ich bleiben im Hintergrund.

»Wir müssen Ihnen leider eine schlimme Nachricht überbringen. Vielleicht sollten die Kinder besser in ihr Zimmer gehen.«

Die Mutter schaut Lemke skeptisch an. Vielleicht ahnt sie etwas. Sie behält die Kinder bei sich, setzt sich neben sie. In ihrer Gegenwart wird doch sicher nichts Schlimmes passieren, oder?

»Aber nein, warum denn? Die bleiben.«

Lemke beginnt: »Ihr Sohn Markus ist bei einem Verkehrsunfall ums Leben gekommen. Es tut uns leid. Ihr Sohn ist an der Unfallstelle verstorben.«

Die Kinder schauen ungläubig zur Mutter auf.

Die Frau lacht kurz auf. »Quatsch. Markus ist bei seinem Freund.«

»Er ist mit seiner Honda gegen einen LKW gefahren. Er ist tot. Es tut mir unendlich leid.«

Stille. Eines der Kinder nimmt die Hand der Mutter. Die schüttelt sie ab.

Sie ist blass geworden, zittert. »Nein.«

Sie hat es gehört.

»Wir haben das Kriseninterventionsteam mitgebracht ...«

»Wir haben gerade zusammen gefrühstückt. Gerade eben noch ...«

»Mami, was ist mit Markus?«

Mein Kollege tritt vor. »Sagt mal, was haltet ihr davon, wenn wir ins Wohnzimmer rübergehen und ich erzähle euch in Ruhe, was mit Markus ist.«

Die Kinder schütteln die Köpfe. Sie wollen nicht. Sie wollen bei ihrer Mutter bleiben. Doch die blickt hoch und nickt. »Ja, geht mal einen Augenblick mit dem Mann mit. Ich bin hier.«

Ich setze mich zu ihr, mein Kollege geht mit den Kindern in Richtung Wohnzimmer.

Als die Kinder draußen sind, reißt die Mutter die Augen auf, reißt den Mund auf, ein stummer Schrei. Sie bohrt eine Faust in den Mund. Sie ringt nach Luft, fast erstickt sie, sie gibt keinen Ton von sich.

Ihre Geste trifft mich mitten ins Herz.

Auch in der höchsten Not denkt sie an die Zwillinge im Zimmer nebenan. Und die Nachricht ist zu schlimm, um einfach nur zu weinen. Deshalb schreit sie. Lautlos.

Ich nehme sie so fest ich kann in den Arm. Und so verharren wir lange Zeit.

Mein Kollege und ich bleiben viele Stunden bei den Kindern und der Mutter, wir versuchen das sprachlose Entsetzen zu teilen. Wir bleiben, bis der Vater eingetroffen ist, die Großeltern und die Freunde der Kinder. Bis der Zusammenhalt der Familie so eng ist, dass wir überflüssig werden und gehen können.

Morgen werden sie sich von Markus im Institut für Rechtsmedizin verabschieden, und wir werden sie begleiten.

Doch danach sehen wir die Familie nicht wieder. Denn wir betreuen sie nur in den ersten Stunden, bis sie eine gewisse Stabilität erreicht haben. Anschließend brauchen sie Zeit und Ruhe, das Geschehene zu verarbeiten.

Wie es ihnen später ergeht, erfahren wir vom KIT nicht, denn unsere Aufgabe ist es, den Menschen im unmittelbaren Notfall beizustehen. Wir sorgen zwar dafür, dass sie weitere Unterstützung von Therapeuten, Selbsthilfegruppen oder Beratungsstellen bekommen können, wenn sie das möchten, aber wir erfahren meistens nicht, ob sie diese Hilfe in Anspruch nehmen. Über uns bekommen sie den Zugang zu den Institutionen, die sie vorher noch nicht kannten, weil sie sie nicht kennen mussten. Wir müssen aushalten, dass wir über unsere Wirkung nur selten Rückmeldung erhalten.

Und wer weiß, vielleicht ist das auch gut so.

Oft wünsche ich mir, zu erfahren, was aus ihnen geworden ist. Aus den Menschen, deren Welt wir in tausend Stücke geschlagen haben, als wir ihre Klingel drückten.

Aus den Menschen, die ich im Arm gehalten habe. Die

sich mir in höchster Not anvertraut haben und mit denen ich einen so schweren Moment in ihrem Leben geteilt habe.

Die Familien erinnern sich vermutlich nicht einmal an uns. Sie erinnern sich nur daran, dass da jemand war. Dass es gutgetan hat, nicht allein gewesen zu sein. Dass jemand ihnen in den schwärzesten Stunden die Hand gehalten und gezeigt hat, dass es ein Danach geben wird.

Und ich lebe in der Hoffnung, dass sie einen Weg in dieses Danach gefunden haben.

Haltlos

Es ist Donnerstag, zweiundzwanzig Uhr siebenunddreißig: Die Auftragskillerin sorgt sich um ihren Sohn Kilian. Am Ende ist sie auch nur eine Mutter. Die beiden verstecken sich im Wald. Weiß Kilian, dass seine Mutter den Kampf gegen die Krebserkrankung verlieren wird?

Der *Tatort* mit Cenk Batu flimmert über den Bildschirm. Ich habe ihn Wochen zuvor aufgezeichnet und schaue ihn an diesem Donnerstagabend, als das Telefon klingelt. Oder besser gesagt: heult. Der typische Klingelton, der der KIT-Leitstelle zugeordnet ist, die Polizeisirene.

Zwei Minuten später weiß ich, dass ich den *Tatort* heute nicht zu Ende sehen werde.

Ich soll meine diensthabenden KIT-Kollegen bei einem Vermisstenfall unterstützen. Genau genommen ist noch gar nichts so Ungewöhnliches passiert… Eine junge Frau ist verschwunden. Vielleicht gibt es eine harmlose Erklärung, denke ich. Aber offenbar ist das nicht der Fall, denn die beiden KIT-Kollegen betreuen die Familie schon seit einigen Stunden und haben jetzt Verstärkung angefordert.

Ich fahre direkt zur Wohnung der Vermissten, die in einer ruhigen Seitenstraße liegt. Typisch Hamburger Rotklinker Häuser und viel Grün. Mehrere Streifenwagen und die Wagen der Spurensicherung parken am Fahrbahnrand.

Vor dem Haus stehen vereinzelte Grüppchen von Menschen. Die Straße ist nass vom Regen des Nachmittags. Es ist kühl. Vielleicht fünfzehn Grad – aber nicht ungemütlich.

Vor dem biederen Mehrfamilienhaus sprechen Schutzpolizisten leise miteinander. Dazwischen gehen die Männer der Spurensicherung in ihren weißen Overalls geschäftig hin und her. Flutlichter erhellen eine Wohnung im ersten Stock. Funkgeräte knistern. Ich meine an der Haustür einen Beamten der Mordkommission erkannt zu haben. Er verschwindet im Haus, bevor ich mir sicher bin. In den weißen Overalls sehen sich alle ähnlich, und ich frage mich ohnehin, was die Mordkommission hier zu tun haben sollte. Ist das hier doch mehr als ein Vermisstenfall?

Ich gehe auf den nächsten Polizisten zu und frage ihn, ob ich richtig gesehen habe und die Kollegen der Mordkommission hier seien. Er nickt. Also bitte ich ihn, dem Einsatzleiter Bescheid zu geben, dass ich angekommen bin. Eingeschüchtert rühre ich mich nicht vom Fleck. Ich betrete niemals einen Tatort ohne die ausdrückliche Erlaubnis des zuständigen Mordbereitschaftsleiters. Niemals. Da versteht die Mordkommission keinen Spaß. Egal welcher Polizist mir was erlauben will, nur die Ansage des Leiters zählt. Einfache Regel, leicht zu merken.

Nach einer gefühlten Ewigkeit kommt der Einsatzleiter aus dem Wohnhaus geeilt. Er freut sich, mich zu sehen, denn wir haben schon einige Einsätze zusammen gemeistert. Er fängt sofort an zu erzählen, er sorge sich um die Angehörigen. Eine sechsundzwanzigjährige Frau sei verschwunden. Ihr Lebensgefährte habe sie vermisst gemeldet. Sie habe am

Abend zuvor eine Freundin auf einen Kaffee treffen wollen und sei seither nicht nach Hause zurückgekehrt.

Erneut streift mich ein abwiegelnder Gedanke. Ein Streit mit ihrem Freund? Dafür dieser Aufwand? Ich bin erfahren genug, den Mund zu halten und meiner intuitiven Abwehrreaktion nicht nachzugeben. Es wird einen Grund dafür geben. Und tatsächlich muss ich nicht lange warten, um den zu erfahren: »Es gibt eine vier Monate alte Tochter! Keine Mutter lässt ihren Säugling einfach so zurück. Krach hin oder her. Sie hätte das Kind mitgenommen.« Das hier ist ernst. Wo könnte die Mutter sein?

Der Einsatzleiter berichtet weiter, dass die Vermisste mit einer Freundin namens Saskia verabredet und in der Nacht nicht nach Hause gekommen sei. Daraufhin hatte sich der besorgte Lebensgefährte bei der Polizei gemeldet.

Warum erst am nächsten Morgen, frage ich mich. Wer hat sich um das Kind gekümmert? Ich bekomme eine Gänsehaut. Wie lange ist das noch ein Vermisstenfall?

Der Lebensgefährte sei tatverdächtig und werde gerade intensiv vernommen, sagt der Einsatzleiter, als hätte er meine Gedanken gelesen.

Aber Moment, um welche Tat geht es? Von einem Tötungsdelikt war bisher keine Rede. Jedenfalls hat niemand so etwas ausgesprochen. Könnte es ein Streit gewesen sein, der eskaliert ist? Hatte jemand die Frau verschleppt? War sie mit einem Liebhaber durchgebrannt? Mir schießen nur noch Fragen durch den Kopf.

»Die Mordkommission hat die Tatortuntersuchung übernommen, um alle Register zu ziehen. Gerade ist der Personenspürhund fertig geworden«, ergänzt der Einsatzleiter und schüttelt den Kopf. »Nichts Eindeutiges.«

Der Hund, der verschiedene menschliche Gerüche unterscheiden und über lange Distanz verfolgen kann, hatte die Spur der Frau bis vor die Haustür verfolgt, dann verlor sie sich. War es eine frische Spur? War die Frau womöglich entführt worden?

Aus dem Tonfall des Kollegen höre ich: Er glaubt nicht an eine Entführung.

Ich grübele weiter. Alles sehr mysteriös. Und wo ist das Kind?

Wieder beantwortet er meine unausgesprochene Frage: Die Eltern der Vermissten würden von meinen KIT-Kollegen betreut, und sie kümmerten sich auch um das Baby. Viele Verwandte seien inzwischen eingetroffen. Tanten, Onkel, Cousins. Eine muslimische Großfamilie. Bei ihnen sei der Säugling in guten Händen.

Aber hier, vor der Wohnung der Vermissten, lasse sich der Bruder nicht bewegen nach Hause zu gehen. Ob ich mich um ihn kümmern könne? Er zeigt auf eine der Menschentrauben, die sich ein paar Meter entfernt um ein Auto schart.

Deshalb bin ich gekommen.

Ich kann den Bruder gut verstehen.

Ich bliebe auch am Ort des Geschehens, auf Informationen aus erster Hand hoffend, wenn ein mir nahestehender Mensch plötzlich verschwunden wäre.

Er steht verloren im Kreis seiner Freunde auf dem Fußweg und tritt von einem Bein auf das andere. Er friert.

Ich überlege, wie ich Kontakt aufnehmen soll, und gehe auf die Gruppe zu. Ich bitte ihn nicht, nach Hause zu gehen, weil er nichts tun kann. Ich sage ihm nicht, dass er schlafen muss. Dass er seine Kräfte noch brauchen wird. Dass dies ein Marathon werden wird. Das ahnt er sicher.

Ich stelle mich zu ihnen, nenne meinen Namen, erkläre, wer ich bin, schweige dann und höre ihnen zu.

Sie diskutieren und erklären mir, dass sie keine Freundin namens *Saskia* kennen würden. Wer solle das sein? Woher solle *Saskia* kommen? Ob die Polizei nicht endlich Ergebnisse liefern könne? Ihre Blicke sind fragend auf mich gerichtet. Eine Frau hebt provozierend eine Augenbraue.

Ist das meine Eintrittskarte ins Gespräch? Ihnen ersehnte Antworten auf bohrende Fragen zu geben?

Ich muss mich entscheiden: Wenn ich keine Antworten habe, bin ich eine zusätzliche Belastung für diejenigen, die unter sich sein möchten. Andererseits darf ich keine Hoffnung schüren, dass sie von mir mehr erfahren werden, als die Polizei ihnen gesagt hat.

Ich strecke den Rücken und antworte mit fester Stimme. Nicht vorsichtig, nicht anbiedernd, nicht bemitleidend, ich mache keine Versprechungen, die ich nicht halten kann.

»Sie wissen alles, was die Polizei zu diesem Zeitpunkt sagen kann. Sie müssen das Warten aushalten. Wenn Sie möchten, bleibe ich bei Ihnen.«

Das ist es, was ich im Moment zu bieten habe. Meine Zeit, meine Anteilnahme und meinen festen Willen, sie in dieser Situation nicht allein zu lassen.

Sie nicken.

Ein Uhr vierzig nachts: Der Bruder erzählt mir von seiner Schwester. Wie sanft sie sei, wie glücklich mit ihrer Tochter. Er berichtet auch über sein Leben. Dass er BWL studiere und verlobt sei. Er stellt mir seine Verlobte vor. Sie hat ein sympathisches Lächeln. Wir sprechen über Familientraditionen in seiner Kultur. Er möchte, dass ich ihn verstehe. Er ist überzeugt davon, dass seiner Schwester Schreckliches zugestoßen ist. Niemals würde sie ihre Tochter zurücklassen, nie.

»Nur über ihre Leiche«, sagt er und verstummt erschrocken.

Er spricht aus, was alle denken und was keiner zu sagen wagt.

»Ich darf die Hoffnung nicht verlieren. Das willst du doch sagen, oder?«

Schon vor zwei Stunden sind wir hier, am Straßenrand, zum Du übergegangen. Ich denke nach. Aber auf diese Frage finde ich keine Antwort. Klammern wir uns nicht bis zuletzt an die Hoffnung? »Es besteht die Möglichkeit, dass sie tot ist. Aber wir wissen nichts Konkretes. Es gibt andere Möglichkeiten. Halte durch.«

Ich spüre, dass die Kraft des Bruders und seiner Freunde zu Ende geht. Ein letztes Mal hole ich aktuelle Informationen von der Mordkommission ein. Ich bitte den Einsatzleiter, dem Bruder persönlich zu berichten, was er und seine Kollegen unternehmen, um die Schwester zu finden. Das tut dem Bruder gut. Er wird ernst genommen. Auch wenn es wenig zu sagen gibt. Akribisch sichert die Spurensicherung jedes Detail in der Wohnung, im Treppenhaus und im Keller. Alle Spuren werden ausgewertet, Autos überprüft, die Umgebung abgesucht. Bislang gibt es keinen Hinweis auf das Verbleiben der Vermissten. Der Leiter der Mordbereitschaft senkt den Kopf und geht grußlos davon.

Es ist an der Zeit für meinen Vorschlag, dass der Bruder ein paar Stunden ruhen sollte und morgen in aller Frühe von der Polizei aktuelle Informationen erhalten werde. Tatsächlich nicken er und seine Freunde müde. Wir verabschieden uns, vergleichen ein letztes Mal unsere Telefonnummern. Dann steigen sie erschöpft in die Autos und fahren davon.

Zwei Uhr zwanzig: Ich treffe mich mit meinen KIT-Kollegen auf dem Polizeikommissariat um die Ecke. Trotz unserer Müdigkeit brauchen wir eine kurze gemeinsame Abschlussbesprechung. Das ist wichtig für unsere eigene Psychohygiene. Die Ungewissheit nagt an meinen Nerven, und ich will hören, wie es im Haus der Eltern der Vermissten gewesen ist. Die Kollegen sind erschöpft vom *Aushalten.* »Sie sprechen persisch. Wir konnten nur wenige Sätze verstehen, eine Cousine hat übersetzt. Nicht zu sprechen ist ganz schön anstrengend.«

Ich verstehe, was sie meinen.

Ich sollte noch viel besser verstehen lernen.

Freitag, acht Uhr fünfzehn: Am Morgen wache ich mit einem Ruck auf. Ein unbestimmtes Angstgefühl beschleicht mich, während ich zu mir komme. Ich setze mich auf. Alles in Ordnung. Mein Bett, meine Wohnung, alles ist ruhig. Ich sehe auf den Radiowecker. Viertel nach acht. Fünf Stunden Schlaf. Immerhin.

Mit einem Milchkaffee und einer Schale Müsli setze ich mich an den Schreibtisch. Ich will den Einsatzbericht schreiben, um die Ereignisse der Nacht zu ordnen und ruhen zu lassen. Ich habe ein eigenes Leben, und dem will ich mich zuwenden.

Wie immer eine naive Idee. So einfach geht es dann doch nicht.

Also rufe ich in der Mordkommission an, die ganze Geschichte lässt mich ja doch nicht los. Ich erfahre, dass der Fall noch in der Nacht an eine Sondereinheit des Landeskriminalamtes, des LKA, abgegeben worden ist. In diesem Jahr waren bereits mehrere Frauen mit Migrationshintergrund vermisst gemeldet worden. Steckte System hinter ihrem Verschwinden?

Ich habe noch nie von dieser Abteilung des LKA gehört und möchte sie zügig kennenlernen, da unsere KIT-Betreuung erst dann zu Ende sein wird, wenn die Frau gefunden wurde. Hoffentlich lebend! Ein winziger Rest in mir glaubt an ein Wunder.

Am Telefon erklingt eine ruhige Stimme. Sie gehört Carsten Marquard vom LKA 44. Er erklärt mir den aktuellen Ermittlungsstand. Im Grunde gibt es nichts Neues. Innerlich fluche ich. Er hingegen ist ehrlich interessiert, etwas über die Gefühle der Familie zu erfahren. Er verspricht, sich sofort zu melden, sollte sich eine heiße Spur ergeben. Wir ahnen in diesem ersten Telefonat nicht, dass dies für uns beide einer der eindrucksvollsten Einsätze werden wird, die wir in vielen Jahren erlebt haben. Dass die folgenden menschlichen Grenzerfahrungen und unsere Sympathie füreinander uns verbinden werden. Wir sind noch heute in regelmäßigem Kontakt, obwohl wir nie wieder einen gemeinsamen Einsatz hatten.

Der Freitag vergeht mit zermürbendem Warten.

Außer einem kurzen Telefonat mit dem Bruder der Vermissten habe ich keinen Kontakt zur Familie.

Ich erledige langweilige, eintönige Bürokratie für meine Psychotherapie-Praxis, formuliere Gutachten für die Krankenkassen und schreibe Rechnungen. Ich kann mich nicht konzentrieren. Ich schwenke um auf Hausarbeit. Werfe eine Waschmaschine an, wische die Küche und entkalke die Kaffeemaschine. Schnöder Alltag, der mir signalisieren soll, dass meine Welt in Ordnung ist. Zwar bin ich dafür dankbar und schimpfe nicht, als ich das Bad schrubbe, aber Abstand finden? Fehlanzeige.

Siebzehn Uhr: Der Tag verstreicht.

Meine Gedanken wandern immer wieder zurück zu der jungen Mutter. Ich habe keine Hoffnung mehr für die Vermisste und ihre Familie. Sie wäre schon lange wieder aufgetaucht, wenn es ihr gut ginge. Ich versuche, mich auf das Schlimmste einzustellen.

Wie man das macht?

Gar nicht. Es ist Unsinn. Man kann sich nicht darauf einstellen. Die Ungewissheit ist zermürbend. Ich sehne mich einerseits danach, dass das ein Ende hat, aber ich habe auch große Angst davor. Wenn die Polizei die Frau tot findet, dann ist das hier für mich nicht zu Ende, sondern es wird erst beginnen …

Samstag, zwölf Uhr dreißig: Die Leitstelle ruft an, als ich gerade meinen Einkauf in den Kühlschrank räume. Der Bruder bittet um Rückruf. Ich atme tief durch, setze mich an meinen Schreibtisch, lege ein leeres Blatt Papier und einen Stift vor mich hin und wähle seine Nummer. Seine Stimme klingt matt. Der Familie gehe es schlecht. Das wundert mich nicht. Sie sind zwischen Hoffen und Bangen, verzweifeltem Optimismus und Entsetzen hin- und hergerissen. Es muss die Hölle sein, nichts tun zu können. Sie können nicht den Tod der Tochter, der Schwester, der Cousine, der Freundin betrauern. Sie finden aber auch nichts, was ihnen Hoffnung darauf macht, dass es doch noch eine harmlose Erklärung für ihr Verschwinden gibt. Ein unerträglicher Zustand zwischen Alltag und Alptraum.

»Wie geht es deinen Eltern gesundheitlich? Haben sie geschlafen?«, frage ich.

»Sie beten für ein Wunder«, antwortet er. »Wie lange halten sie durch?«

Eine rhetorische Frage. »Hast du geschlafen? Gegessen?«

»Ich habe ein paar Stunden geschlafen. Essen brauche ich nicht. Ich will auch nicht.«

»Hhm.« Ermahnungen spare ich mir.

»Wir wollen sie zurückhaben. Meine Eltern wollen ihre Tochter zurück.«

»Ich verstehe das. Es ist unfassbar schwer. Geht es dem Baby gut? Kümmern sich deine Eltern um das Baby?«

»Wir alle.«

Das freut mich zu hören, und deshalb wage ich doch einen Versuch: »Ihr müsst euch genauso gut um euch kümmern wie um das Baby. Wenigstens etwas essen und trinken, ihr müsst euch ausruhen, vielleicht ein bisschen bewegen. Geht das?«

»Nein«, sagt er ruhig und entschieden. Nein, das gehe nicht, die Familie werde das Haus auf keinen Fall verlassen. Und dann schiebt er einen Satz hinterher, der mich erschauern lässt: »Meine Schwester geht niemals ohne ihr Kind aus dem Haus, sie trinkt zu später Stunde keinen Kaffee, und eine Saskia gibt es in ihrem Freundeskreis nicht.«

Er weiß es. Wir wissen es beide.

Doch noch hat der Tod kein Gesicht.

Achtzehn Uhr: Es erscheint eine aktuelle Schlagzeile auf der Website einer Hamburger Tageszeitung: »Spaziergänger haben eine Leiche gefunden!«

Ist es die Vermisste? Wer sollte es sonst sein?

Das Ende beginnt …

Ich ziehe gerade meine KIT-Jacke an, als das Telefon klingelt. Carsten vom LKA bittet mich, sofort zur Familie zu fahren und die Betreuung fortzusetzen. Er kann mir nicht mehr zu den Entwicklungen des Falls sagen, da sie unmittelbar vor einem Zugriff stünden, aber er wird mich anrufen.

Für mich ergibt sich ein ganz anderes Problem. Ich gehe

davon aus, dass wir eine Todesnachricht überbringen müssen. Doch welche KIT-Kollegen können mich dabei unterstützen? Die drei KITler von Donnerstag sind nicht mehr in Bereitschaft, doch nur sie kennen die Familie. Ob sie kommen können? Natürlich sind andere Kollegen jederzeit verfügbar, aber kann ich der Familie noch mehr fremde Gesichter zumuten?

Ich rufe die Kollegen von Donnerstag an. Zwei von ihnen lassen alles stehen und liegen und machen sich auf den Weg. Die Dritte ist weit außerhalb Hamburgs unterwegs, sonst wäre auch sie dabei gewesen.

Auf meine Kollegen ist Verlass!

Neunzehn Uhr: Im Haus der Familie sind über zwanzig Personen anwesend, die zwischen Erschöpfung und Hysterie um die Vermisste bangen. Die Verzweiflung liegt greifbar in der Luft. Wortfetzen werden in Persisch gesprochen. Wie sollen wir mit ihnen kommunizieren? Dann und wann übersetzen der Bruder und seine Freundin ein paar Sätze für uns. Manchmal muss es in der psychosozialen Notfallversorgung auch mit wenigen Worten gehen. Viel zu sagen gibt es ohnehin nicht. Wir müssen die Trauer und die Verzweiflung aushalten und dürfen nicht davonlaufen, wie es jeder gerne tun würde, auch wir.

In muslimischen Großfamilien gibt es so etwas wie eine Hierarchie. Der Vater ist Familienoberhaupt, und weitere Ältere sind wichtige Bezugspersonen, an denen sich der Rest der Familie orientiert. Wir sehen uns im Raum um, um herauszufinden, wer das sein könnte. Dann teilen wir uns auf. Die Eltern, eine Tante und die Großmutter der Vermissten sind die Fixpunkte in dem Menschengewirr. Um sie kreisen die anderen. Ihnen gilt unser besonderes Augenmerk.

Ich setze mich auf den Boden neben den Sessel, in dem die Mutter sitzt. Sie spricht schnell auf mich ein. Ich verstehe kein Wort. Es scheint nebensächlich, was sie inhaltlich sagt, der Tonfall ist eindeutig. Ich nehme vorsichtig ihre Hand. Sie lässt es zu.

Der Bruder kommt aus dem oberen Stockwerk herunter, wo er nach dem Baby gesehen hat, das in einem Zimmer ruhig schläft. Jetzt wollen sie beten. Mein KIT-Kollege muss während des Gebets das Wohnzimmer verlassen. Meine Kollegin und ich dürfen bleiben. Wir verstehen nicht genau, warum. Weil wir Frauen sind? Etwas später holen sie meinen Kollegen wieder herein. Ja, es ist gut, dass wir da sind. Alle spüren, dass bald etwas passieren wird.

Die Zeit kriecht dahin. Ich bemühe mich, Namen aufzuschnappen und mir die dazugehörigen Männer- und Frauengesichter zu merken. Wer ist Ehemann oder Ehefrau von wem? Ich frage nach. Wer ist Bruder, Onkel, Tante? Es ist schwer, so schnell einen Überblick zu kriegen, aber es hilft mir zu erahnen, wer sich um wen kümmern kann.

Die Männer werden mit der Zeit immer unruhiger. Sie wollen Informationen. Die Stimmung kippt ins Aggressive, als jemand behauptet, er habe am Telefon von einem Journalisten erfahren, dass der Freund der Vermissten verhaftet worden sei.

Ich bitte den Bruder zu übersetzen, als ich die Wut durch den Raum wabern spüre.

»Der Mann deiner Schwester? Bist du sicher?«

Die Männer sind aufgesprungen und rotten sich im Hausflur zusammen. Die Frauen brechen in lautes Wehklagen aus. Die Situation eskaliert plötzlich.

»Warte, beruhige die Männer«, rufe ich dem Bruder zu. »Ich telefoniere mit dem LKA, gleich wissen wir mehr. Beruhige sie!«

Ich eile in einen kleinen Nebenraum des Wohnzimmers. Im LKA erreiche ich eine Beamtin und erfahre, dass Carsten jeden Moment bei uns eintreffen muss. Und tatsächlich tritt in dieser Sekunde jemand in schwarzer Jeans und Sakko ins Wohnzimmer, ich sehe ihn durch die offene Tür. Das muss er sein.

Einundzwanzig Uhr fünfunddreißig: Was dann geschieht, werde ich nie im Leben vergessen.

Die Bilder haben sich mir ins Gedächtnis gebrannt. Ich kann sie jederzeit abrufen.

Carsten trägt unter seinem Sakko ein dunkles Hemd. Er stellt sich mitten ins Wohnzimmer der Familie. Und er beginnt mit fester Stimme: »Mein Name ist Marquard, ich bin vom Landeskriminalamt. Es tut mir leid, Ihre Toch…«

Weiter kommt er nicht.

Infernalische Schreie übertönen seinen Satz.

Chaos bricht aus.

Es klingt, als würde Glas zerspringen, als ich mich umschaue, sehe ich, dass die Mutter ihren Kopf mit Schwung auf den Sofatisch aus Glas hat krachen lassen, aber der Tisch hat es ausgehalten. Und der Kopf kracht ein zweites Mal darauf.

Die Tante schreit an die Wohnzimmerdecke und schlägt sich brutal mit beiden Fäusten auf den Brustkorb.

Ich springe zur Mutter, mein Kollege ruft uns über das Getöse hinweg zu: »Alle Gegenstände außer Reichweite. Stoppt die Selbstverletzungen!«

Bevor ich bei ihr bin, schlägt die Mutter den Kopf ein drittes Mal auf die Glasplatte.

Ihr Schmerz explodiert. Ihr Leben zerbricht. Im wahrsten Sinne des Wortes.

Mit dem Fuß stoße ich den Sofatisch mit aller Kraft beiseite.

Was nun folgt, haben wir alle, weder die Mitarbeiter des KIT noch die Polizisten, in dieser Intensität je erlebt. Der aufgestaute Schmerz, die unermessliche Wut, die unfassbare Verzweiflung, alles bricht in archaischer Form aus den trauernden Menschen heraus.

Ich verstehe nicht, was sie schreien. Eine junge Frau wälzt sich auf dem Boden. Sie hyperventiliert. Eine andere reißt sich an der Kleidung und an den Haaren, sie schlägt sich gegen den Kopf, die Brust, die Beine. Es tut mir vom Zusehen weh.

Ich nehme all das nur aus den Augenwinkeln wahr. Ich versuche immer noch, die Mutter daran zu hindern, sich zu verletzen. Sie versucht den Kopf wieder auf die Glasplatte zu stoßen, ich versuche sie zu halten, sie kratzt sich das Gesicht auf. Sie ist stark. Ich kann ihre Arme nicht festhalten. Ein junges Mädchen hilft mir. Ihr Blick ist gehetzt, geschockt, gebrochen vor Entsetzen.

»Gut«, rufe ich ihr zu, »halte sie fest, du hilfst ihr. Lass sie nicht los.« Ein Mann kommt zu Hilfe. Aber wir können nur wenig gegen die verzweifelte Kraft der Mutter ausrichten. Kein Schmerz scheint groß genug, den Schmerz, den sie in ihrem Herzen spürt, zu überspielen.

Ich wage einen Blick in die Runde.

Ich treffe den Blick meiner Kollegin. Sie ist neu im KIT und sieht mich aus weit aufgerissenen Augen an. Sie hält beide Hände der Tante fest umklammert. Sie bekommt Unterstützung von einem Mann. Offenbar erfassen einige Familienmitglieder, dass vor allem die Alten gefährdet sind.

Ich schwitze vor Anstrengung. Und ich versuche Ruhe zu bewahren und den Überblick zu behalten, was mir schwerfällt. Sind alle Familienmitglieder da? Wer verletzt sich so massiv, dass wir einschreiten müssen? Im Chaos verschieben sich meine Maßstäbe. Ich bin fast erleichtert über jede Frau, die nach langen Minuten des Schreiens und der Hyperventilation in Ohnmacht fällt – jede von ihnen ist eine Frau in Sicherheit. Jemand, um den wir uns nicht kümmern müssen. Mein Kollege geht herum und überprüft die Vitalzeichen der Ohnmächtigen, erklärt den Umstehenden, dass eine Ohnmacht ungefährlich sei. Ich bin nicht sicher, ob sie ihn verstehen.

Gefährdet sind die, die mit animalischer Kraft den Schmerz erschlagen wollen. Es ist der expressivste Ausdruck von Leid, den ich in meinem Leben gesehen habe. Ich weiß, dass der Ausdruck von Trauer keiner Norm folgt und dass Trauer auch immer einen körperlichen Anteil hat. Und die Verzweiflung dieser Familie ist unendlich groß.

In dieser Nacht gibt es keine stille Trauer. Es gibt keine stillen Worte des Trostes. Es gibt nur lauten Schmerz. Diese Familie hat einen Teil von sich verloren. Ein Polizist hat ihnen mitgeteilt, dass der jungen Frau durch einen Mord das Leben genommen wurde. Kein Unfall, kein Unglück. Ein Gewaltverbrechen.

Wir vom KIT wissen, dass die Gefühle der Familie herausmüssen.

Wir haben Zeit, viel Zeit. Wir versuchen, die Familie zu halten. Aber langsam werde ich unruhig. Die Intensität der Schmerzensschreie lässt nicht nach. Die Mutter und Großmutter machen mir Sorgen. Sie werden diese Situation physisch nicht mehr lange durchhalten.

Dreiundzwanzig Uhr fünfundzwanzig: Plötzlich höre ich, wie jemand vor dem Haus meinen Namen ruft. Was ist da draußen los? Wer ist das? Ich dachte, alle Angehörigen sind im Haus? Das Wohnzimmer ist voll. Aber … wo sind die Männer? Alarmiert laufe ich aus dem Zimmer, nehme die Treppe in den Garten runter.

Draußen haben sich ein paar Männer drohend vor einer Phalanx von Polizisten aufgebaut. Wo kommt die ganze Polizei her? Ich zähle fünf Streifenwagen auf der Straße. Erst viel später erfahre ich, dass die Beamtin, mit der ich telefonierte, als Carsten versuchte die Todesnachricht zu überbringen, die Tumulte am Telefon mitbekommen hatte.

Sie hatte prompt reagiert und uns einige Streifenwagen geschickt, da sie uns in Gefahr glaubte.

Und jetzt sehe ich, dass das wohl nicht ganz unbegründet war.

Denn die männlichen Angehörigen rufen zur Rache gegen die Täterfamilie auf. Sie sind wütend. Sie wollen ihrem Zorn über diese sinnlose Tat Ausdruck verleihen, den Täter zur Rechenschaft ziehen. Die Polizei steht ihnen im Weg.

Das alles erklärt mir Carsten, der hastig auf mich zugelaufen gekommen ist. Er war es, der mich von draußen gerufen hatte. Es hatte handgreifliche Auseinandersetzungen vor dem Haus gegeben. Wie die Lage drinnen sei. Die Familie lasse niemanden ins Haus. Er fragt, ob sich die Polizei gewaltsam Zutritt verschaffen soll.

Ich bin entgeistert. Dachte ich bis vor ein paar Sekunden noch, die Situation im Haus wäre außer Kontrolle, scheint es dort viel harmloser zuzugehen als hier draußen. Wir müssen die Situation in den Griff kriegen, deeskalieren. Nur wie?

Mir schießt eine Schlagzeile durch den Kopf: »Polizei prügelt sich mit trauernder Großfamilie«.

Ich habe keine Ahnung, was ich tun soll. Auf eine derartige Situation bin ich nicht eingestellt. Meine Erfahrung als Therapeutin, meine psychologischen Kenntnisse, die Schulung in der KIT-Ausbildung – nichts davon hat mich auf diese Ausnahmesituationen vorbereitet. Ich handele intuitiv, als ich den Männern der Familie zurufe, dass ich sie dringend im Haus brauche. Ich nenne einige von ihnen beim Namen. Jetzt zahlt es sich aus, dass ich sie geübt habe. Ich beschwöre sie, dass ihre Schwester oder ihre Frau sie brauchen. Dringend und sofort.

Sie scheinen mich zu verstehen. Und wundersamer Weise fügen sie sich. Sie fluchen und recken drohend die Fäuste Richtung Polizei, aber sie kommen ins Haus zurück. Der Einsatzleiter der Schutzpolizei ist inzwischen zu Carsten und mir getreten. »Wie viele sind da drinnen? Wir kommen rein.«

Bloß nicht. »Wenn ihr reinkommt, eskaliert die Situation noch weiter. Bleibt draußen, bitte. Sie sind verrückt vor Schmerz, aber sie sind nicht gewalttätig. Ich bin mit zwei weiteren KIT-Kollegen drin. Wir schaffen das.«

Ich gehe zum Haus zurück, und prompt taucht mein KIT-Kollege an der Eingangstür auf, er meint, die Großmutter halte das nicht mehr lange durch. Ich gehe zurück zum Einsatzleiter. »Ihr könnt doch etwas tun. Ruft bitte einen Rettungswagen – mit Notarzt! Ich brauche Beruhigungsmedikamente für die Alten. Eine Frau hat ein Herzproblem, die möchte ich unter Beobachtung wissen.« Ich gehe auf Nummer sicher. Der Mann ist froh etwas tun zu können und behauptet, dass der Rettungswagen in ein paar Minuten kommt.

Wenn er wüsste, wie lange ein paar Minuten sein können.

Ich gehe zurück ins Haus, direkt Richtung Wohnzimmer. Den Schreien hinterher. An der Küche halte ich kurz inne. Etwas fesselt meinen Blick. Die Küche. Inbegriff von Wärme und Gastlichkeit. Das Essen scheint schon länger dort zu stehen. Die Familie hat gekocht. Oder Freunde und Verwandte haben Essen gebracht. Ich weiß es nicht. Ich sehe, dass sie sich bemüht haben. Aber sie haben es nicht geschafft, die Speisen auch nur anzurühren. Manchmal sind es solche Bilder, die mich nach einem Einsatz lange verfolgen. Das kleine Detail am Rande der Katastrophe, das mir das Innerste der Betroffenen offenbart.

Im Wohnzimmer haben sich kleine Grüppchen um die ältesten Frauen gebildet. Ihr Wehklagen, das auf dem Weg hierher immer lauter geworden ist, lässt mich erschauern. Meine Kollegin sitzt bei einem der Grüppchen. Ich gehe zum Bruder des Opfers. Er ist schweißgebadet. Wie gesagt, Trauer zeigt sich auch körperlich. Er kämpft bis zur Erschöpfung. Er hält seine Mutter in den Armen. Sie schreit. »Ich will sterben«, übersetzt er leise. Dann fällt sie sekundenweise in eine Art Absence, verliert das Bewusstsein. Dann ruckt sie wieder hoch, schreit und wimmert weiter. Er hält sie umfangen. Das ist gut. Ich wische ihm den Schweiß aus dem Gesicht und blicke in seine dunklen und verzweifelten Augen.

Ich denke an das Baby, das noch immer im oberen Stockwerk schläft. Wer soll sich um das Kind kümmern, wenn es aufwacht?

»Wir müssen das Baby wegbringen«, sage ich.

Er kneift die Augen zusammen. »Niemals, ich verbiete es«, ruft er plötzlich lauter.

Ich weiß, was ich verlange, aber der Säugling kann nicht im Haus bleiben. »Hilf mir! Heute Nacht kann niemand von euch das Kind versorgen. Ich will es euch nicht wegnehmen.

Noch kann ich das Jugendamt raushalten, aber wir müssen es woanders unterbringen.«

Er bleibt unbeugsam. Er will mir das Kind nicht freiwillig geben.

Mir rutscht das Herz in die Hose. Ich stehe auf, um mich mit der Polizei zu beraten, als sich seine Verlobte einmischt. »Wir können die Kleine doch zu meinen Eltern bringen. Meine Schwester hat ein Kind im gleichen Alter. Meine Eltern haben viel Erfahrung mit Babys. Sie haben alles, was die Kleine braucht, bei sich zu Hause. Es ist ganz einfach, bitte.«

Ich schaue den Bruder fragend an. Endlose Sekunden verstreichen. Dann senkt er stumm den Kopf. Ich nicke ihm dankbar zu. Er ist jetzt das Oberhaupt der Familie. Dem Vater geht es so schlecht, dass er außerstande ist, Entscheidungen zu treffen. Also hat der älteste Sohn das Sagen. Mit seinem Einverständnis kann ich handeln, ohne die Familie gegen mich aufzubringen.

Ich ziehe seine Freundin zur Seite und bitte sie, ihre Eltern herzubestellen. Sie sollen direkt vor das Haus fahren, nicht aussteigen, und ich werde ihnen das Kind bringen. Dann sollen sie sofort weiterfahren.

Zwar habe ich das Einverständnis des Familienoberhaupts, aber man weiß ja nie …

Ich nehme die Freundin mit nach draußen, und wir besprechen uns mit dem Einsatzleiter der Polizei.

Wo bleibt eigentlich der Rettungswagen? Der sollte doch gleich da sein!

Der Einsatzleiter rauft sich die Haare, flucht, und schon

fahren sie vor: zwei Rettungswagen und ein Notarzteinsatzfahrzeug. Endlich sind sie da.

Und sofort gibt es ein neues Problem.

Die komplette Besatzung besteht aus Männern. Nicht eine einzige Frau ist dabei. Nicht eine einzige. Ein Zufall. Aber ein Zufall, der mich nervt. Inzwischen ist uns allen klar, dass keine fremden Männer einen Fuß in das Haus setzen dürfen, ohne sofortige Aggressionen zu provozieren. Nur das KIT toleriert die Familie. Ich gehe dem Notarzt entgegen, stelle mich vor und schildere gleich das Problem. Ich schlage vor, dass zunächst der Arzt und ein Sanitäter mit reinkommen und wir schauen, wie es geht.

Der Notarzt blinzelt unverständig. »Brauchen die Menschen Hilfe oder nicht?« Ich gehe nicht auf seine Bemerkung ein, wenigstens wir müssen jetzt Ruhe bewahren, niemand darf sich provozieren lassen.

»Bleibt am besten dicht hinter mir, und die Frauen im Hausflur könnt ihr erst mal ignorieren, wir müssen ins Wohnzimmer, dort sind die dringenderen Fälle.«

Der Notarzt zuckt mit den Schultern. Wir gehen los.

Bereits im Flur baut sich ein erster Angehöriger drohend vor mir auf. »Ich muss zur Mutter, lass uns durch. Kümmere dich um deine Frau.«

Er geht tatsächlich einen Schritt zur Seite und lässt uns passieren. Er versteht also Deutsch, denke ich. Warum spricht er dann nicht mit mir?

Im Wohnzimmer angekommen erschrecken selbst die hartgesottenen Rettungskräfte. Hier fließt kein Blut, das sie stoppen können. Hier rinnen bittere Tränen, die nicht versiegen wollen. Und noch immer ist das verstörende Wehklagen zu hören … Wir knien uns zur Mutter. Sie lässt sich nicht anfassen. Ich bitte sie, sich den Blutdruck messen zu lassen. Keine Chance. Auch bei den anderen kommen wir nicht weiter. Der Notarzt darf sich nicht mal hinhocken. Der Bruder erklärt unmissverständlich, dass keine fremden Männer im Haus sein dürfen und sie keine ärztliche Hilfe brauchen.

Ich sehe das anders, aber was soll ich machen? Noch besteht keine Lebensgefahr. Wir gehen langsam wieder raus.

Vor dem Haus überlegen wir, wie wir die Familie unterstützen können.

Der Notarzt hilft mir mit seinen Worten. »Wir lassen euch nicht allein.« Ich schlucke und merke, wie gut mir das tut.

Er entscheidet, dass der Notarztwagen und ein Rettungswagen bleiben, der andere kann wieder fahren. »Hier hast du Beruhigungsmedikamente. Vielleicht kriegst du sie dazu, dass sie sie nehmen.«

Sollte es zum Äußersten kommen, seien sie direkt im Garten. Auch die Polizisten stünden dort und versuchten, mit den jüngeren Leuten ins Gespräch zu kommen. Sie harren aus. Sie lassen sich nicht provozieren, auch wenn manchen von ihnen ins Gesicht geschrieben steht, dass sie wenig Verständnis für die gegen sie gerichteten Aggressionen haben.

Jeder hat verstanden, welchen Verlust die Familie erlitten hat und dass das hier eine Ausnahmesituation ist.

Für uns alle.

Null Uhr sechsunddreißig: In der Zwischenzeit hat meine Kollegin offenbar ein paar Sachen für das Baby zusammengesucht. Sie steht mit dem Maxi-Cosi, dem schlafenden Säugling und einer kleinen Tasche in den Händen in der Tür. Mein Blick geht zur Straße. Sind die Eltern der Verlobten schon da? Tatsächlich steht dort ein Auto, dessen Fahrer uns zuwinkt. Meine Kollegin geht schnell durch den Garten auf das Auto zu und übergibt das Baby und die Tasche.

Wortlos schauen wir dem Auto hinterher, als es langsam die Straße entlangfährt und immer kleiner wird.

Das Baby hat die große Not verschlafen. In ein paar Jahren wird die Kleine erfahren, wie der Tag verlief, an dem ihre Mutter tot aufgefunden wurde.

Drei Uhr: Meinem KIT-Kollegen ist es gelungen, drei der älteren Frauen das Beruhigungsmedikament zu geben. Sie dösen im Halbschlaf. Dadurch werden auch die anderen Familienmitglieder ruhiger und langsam von der Erschöpfung übermannt. Sie bleiben sitzen und liegen, wo sie gerade sind. Im Wohnzimmer auf dem Teppich, dem Sofa oder im Sessel. Es spielt keine Rolle. Morgen werden sie genauso verzweifelt sein, aber nicht mehr in diesen ekstatischen Trauerausdruck verfallen.

In Absprache mit dem LKA und dem örtlichen Polizeikommissariat wird vereinbart, dass ein Streifenwagen diese Nacht vor dem Haus bleibt. Sie möchten ein wachsames Auge auf die Männer der Familie haben, um Racheaktionen auszuschließen.

Krankenwagen und Notarzt werden weggeschickt.

Und wir KITler? Meine Kollegen und ich schauen uns an. Wir wollen nicht mehr reden. Wir wollen schlafen.

So einfach ist es aber nicht. Trotz der Erschöpfung und bleiernen Müdigkeit. Die Eindrücke der Nacht halten mich auch zu Hause noch wach. Die Bilder kriechen hinter mir her, egal wo ich mich aufhalte. Ich schreibe den Einsatzbericht um vier Uhr morgens. Egal, ich brauche eine Verarbeitungsstrategie.

Ich esse ein warmes Frühstück um fünf Uhr morgens. Es hilft nicht. Mein Kopf ist nicht freizubekommen. Die Bilder saugen sich fest.

Sie haben es gewusst. Aber sie haben es nicht geglaubt.

Sie haben gebetet. Vielleicht haben sie sich auf Schlimmes eingestellt. Ein Überfall, die Tochter im Koma… irrwitzige Geschichten, um dem Schrecklichsten ausweichen zu können.

Bis zu dem Moment, als der LKA-Beamte das Wohnzimmer betreten hat.

Ich gehe die ganze Nacht gedanklich noch einmal durch. Suche nach Dingen, die wir für die Familie hätten tun können, nach weiteren Möglichkeiten. Selten habe ich mich so hilflos gefühlt. Ohne Sprache, ohne Kenntnisse der Kultur, ohne Kenntnisse der Tradition, ohne Trost. Wir sind alle so verschieden im Ausdruck unserer Gefühle. Es gibt kein Richtig und kein Falsch. Und so gibt es auch kein Regelwerk, das uns vorgibt, wie wir trösten können.

Was haben wir eigentlich für die Familie getan? Meine

Gedanken drehen sich im Kreis, ich kann die Bilder nicht vergessen. Wir haben sie gehalten. In nur jeder erdenklichen Form gehalten, physisch wie psychisch. Vielleicht war das nicht viel. Vielleicht war es nicht genug. Aber es war wichtig. Wie es sich ausgewirkt hat, erfahre ich nicht. Und das muss *ich* aushalten.

Der Tod der jungen Mutter bedeutet für die Familie nicht nur unendlichen Kummer, sondern auch das Ende ihres bisherigen Lebens. Ihr Leben wird nie wieder so sein wie vorher.

Vorrangig sind für die Familie die Fragen nach dem Täter und dessen Verbleib sowie dem Zustand des Leichnams ihrer Tochter. Das sind einfache Fragen. Denn darauf gibt es Antworten. Der Weiße Ring unterstützt die Familie, solange sie Hilfe braucht. Der Bruder organisiert die Verabschiedung, die Leichenwaschung und die Beerdigung nach muslimischen Riten. Die Trauer bekommt eine Aufgabe. Aber machen wir uns nichts vor, sie lindert den Schmerz nicht, sie drängt ihn nur zeitweise in den Hintergrund.

Ich verabschiede mich von der Familie.

Ich sehe sie nie wieder.

Und dennoch erfahre ich aus den Medien vom Ende des Gerichtsprozesses. Der Mann, der seine Freundin einmal geliebt und mit ihr ein Wunschkind gezeugt hat, dieser Mann hat seine Freundin im Streit erdrosselt. Er hat die Tat gestanden. Der Richter spricht ihn schuldig. Zehn Jahre Haft. Aber es ist nicht die Art Gerechtigkeit, die Angehörige besänftigen könnte. Denn der Täter ist nach ein paar Jahren wieder frei und hat ein Leben.

Das Opfer hat es nicht.

Seemannsbraut

Nur eine Woche nach dem Einsatz mit der verschwundenen Frau sitze ich erneut auf einem Polizeikommissariat. Ich schaue mir ein Foto an. Was ich erkennen kann, ist eine Art Zeichnung. Der Gezeichnete sieht ein bisschen aus wie Hans Albers – angedeuteter Rollkragenpullover, Mütze und Pfeife im Mund.

Es ist aber nicht Hans Albers.

Es ist alles, was von diesem Mann geblieben ist.

Es ist ein Foto, das die Polizei von einem etwas verwischten Tattoo auf seiner Schulter gemacht hat.

Dieses Foto sollen wir zu seiner Witwe mitnehmen. Denn der Mann, der beim Einkaufen plötzlich tot umgefallen ist, hatte nicht viel bei sich, was ihn hätte identifizieren können. Es ist Hochsommer. Er trug nur Shorts und T-Shirt. Man fand ein Handy und zwei Fünfzigeuroscheine. Keinen Ausweis. Nichts, woran sich feststellen ließe, wer er war. Im Handy gab es den Eintrag »Zu Hause«. Die Polizei konnte anhand der Telefonnummer den Wohnort ermitteln und die dort gemeldeten Personen. Ein Ehepaar. Das Alter passte. Beide siebenundsechzig Jahre alt. Ist Frau Schwarz die Witwe unseres Hans Albers? Vermisst sie ihn bereits? Wie wird sie reagieren, wenn wir mit dem Foto und dem Handy in der Hand an ihrer Tür klingeln?

Polizeihauptmeister Langner weiß, dass er keine gesicherte Todesnachricht überbringen kann, sondern die Frau erst das Tattoo identifizieren muss. Würden wir ihr nur sagen, dass sein Handy gefunden wurde, würde die Frau vielleicht, aus einem Schutzinstinkt heraus, die Nachricht vom Tod ihres Mannes verleugnen, indem sie einfach bestreiten würde, dass es seines ist. Schließlich gibt es tausende solcher Handys auf der Welt. Mit dem unverwechselbaren Tattoo jedoch sieht die Sache anders aus. Erkennt sie sein Tattoo, ist er sicher identifiziert. Erkennt sie es nicht, braucht die Polizei seinen Ausweis, Fotos, und im schlimmsten Fall muss eine DNA-Analyse Aufschluss über die Identität des Toten geben.

Es wird ein schwerer Gang.

»Ich habe nicht viel Erfahrung darin, jemandem eine Todesnachricht zu überbringen«, sagt der Schutzpolizist etwas angespannt und mehr zu sich selbst als zu mir.

Sei froh, denke ich, und schaue von dem Foto hoch. Langner ist ungefähr Mitte dreißig, groß und durchtrainiert. Er wirkt souverän und durch nichts aus der Ruhe zu bringen. Aber der erste Eindruck täuscht manchmal.

Wir verlassen das Polizeikommissariat gegen siebzehn Uhr, wir haben einen Kaffee getrunken, ich habe Langner das Foto zurückgegeben, und wir haben uns auf den Weg gemacht. An einem ganz gewöhnlichen Mittwochnachmittag.

Eine kleine Frau mit schlohweißen Haaren und praktischem Kurzhaarschnitt öffnet uns die Tür mit einem Lächeln auf dem Gesicht.

»Da bist du ja endlich, ich…« Ihr Lächeln erstirbt. Sie schlägt die Hand vor den Mund, und in ihren Augen können wir sehen, dass sie bereits verstanden hat. »Nein, bitte… nein.«

»Dürfen wir reinkommen?«, fragt Polizeihauptmeister Langner und nimmt seine Mütze ab. »Ich habe Frau Dr. Mundt vom Kriseninterventionsteam mitgebracht.«

Sie nickt. Tritt ein paar Schritte zurück in die Wohnung. Weist mit der Hand auf das Wohnzimmer.

Schweigend gehen wir voraus. Sie signalisiert uns mit der Hand, dass wir uns setzen sollen. Zwei Sofas, zwei Sessel, es gibt viel Platz. Auf dem Sofatisch steht ein Teller mit Keksen, zwei Tassen und eine Kaffeekanne. Sie hat wohl schon länger auf ihn gewartet.

»Darf ich Ihnen etwas zu trinken anbieten?«, flüstert die Frau. Sie ist so höflich, als wären wir ein lang ersehnter Besuch. Nur die brüchige Stimme verrät, dass sie die Worte automatisch ausgesprochen hat. Es gibt keine Verbindung zwischen ihren Sätzen und den Gedanken, die ihr gerade durch den Kopf schießen.

Manchmal gibt es diese Situationen, in denen die Menschen sofort verstehen, warum wir da sind, auch wenn es dafür keinen konkreten Anlass gibt. Sie wissen es einfach. Manche zögern es noch etwas heraus, andere fangen sofort an zu schreien. Aber sie wissen, gleich werden wir ihnen etwas sehr Schlimmes mitteilen.

Hauptmeister Langner holt langsam das Foto aus seiner Jackentasche und schaut es kurz an, ohne es ihr sofort zu zeigen.

»Frau Schwarz, haben Sie eben an der Tür Ihren Mann erwartet? Ist er schon länger weg?«

»Er ist beim Einkaufen. Er müsste schon lange zurück ...«

»Ich muss Ihnen ein Foto eines Tattoos zeigen. Können Sie sich das bitte anschauen und mir sagen, ob Sie es kennen?«

»Mein Mann hat einen Hans Albers auf der Schulter. Meinem Mann ist etwas passiert, oder?«

Langner blickt wieder auf das Foto, und während er es Frau Schwarz ganz vorsichtig hinlegt, nickt er.

Sie nimmt das Bild mit beiden Händen, als ob es zerbrechlich wäre. »Es ist nicht so gut gelungen. Aber damals war mein Mann erst sechzehn Jahre alt. Er hat es in Brasilien stechen lassen. Er ist Seemann, wissen Sie?«

»Frau Schwarz, es tut mir so leid, aber im Supermarkt ist ein Mann mit diesem Tattoo auf der Schulter zusammengebrochen und gestorben. Die Notärzte haben ihn nicht mehr retten können.«

Sie nickt gedankenverloren. »Ja. Er hätte mich niemals so lange warten lassen, ohne anzurufen. Er ruft immer an. Und sei es, um einen Witz zu machen. Wissen Sie, er hat den Schalk im Nacken sitzen, mein Jockel. Letzte Woche hat er von seiner Fahrradtour angerufen: *Wie nennt man einen dreckigen Matrosen? – Ein Meerschweinchen.*« Ihr kurzes Lachen verunglückt und klingt eher wie ein Schluchzer. »In seiner Sprache heißt das, dass er eine Menge Wäsche mit nach Hause bringt.«

»Frau Schwarz, wenn Sie das Tattoo, diese Geldbörse und das Handy wiedererkennen, handelt es sich um Ihren Mann.

Er ist gestorben.« Langner insistiert, um ein Zeichen des Verstehens zu provozieren.

Ich suche seinen Blick und mahne zur Geduld.

Frau Schwarz nimmt das Handy in die Hände und streichelt es zärtlich. »Ich verstehe, was Sie gesagt haben. Sie sagen, mein Mann ist tot. Aber wissen Sie, das ist unvorstellbar. Wir sind seit fast fünfzig Jahren verheiratet. Wir gehören zusammen. Wir lieben uns.«

Sie spricht in einem ruhigen Ton, der einen glauben lassen könnte, sie wäre vollkommen unberührt vom Tod ihres Mannes. Aber ich fühle genau das Gegenteil. Ich bin eingefangen von dem ruhigen und weichen Klang ihrer Stimme, von der zärtlichen Liebe, die zwischen den Sätzen zu hören ist. Fast glaube ich, dass ihr Mann gleich lachend in der Wohnzimmertür steht und »Reingelegt!« ruft.

Sie steht auf und holt einen Fotorahmen aus dem Regal. Sie drückt es Langner in die Hand. »Das ist er. Mein Jockel. Mein Freund. Mein Ehemann. Der Vater meiner Kinder. Sieht er nicht stattlich aus?«

Langner nickt, blickt hoch. Unsere Blicke treffen sich. Es ist der tote Mann aus dem Supermarkt. »Es tut mir so leid.« Er blickt verlegen zu Boden.

Ich bilde mir ein, dass auch Langner fasziniert ist vom Tonfall dieser Frau. Er kann ihr nicht mehr ins Gesicht schauen. Er legt das Bild auf den Tisch und greift stattdessen nach seiner Mütze. Knetet sie unentwegt.

»Der Notarzt hat versucht ihn wiederzubeleben. Aber sein Herz hat nicht wieder begonnen zu schlagen. Es tut mir …«

»Ja, sein Herz. Damit hatte er ein paar Probleme in letzter Zeit.« Die Frau tätschelt tröstend Langners Hand. »Wir sind nicht mehr die Jüngsten.«

Sie tröstet ihn!

Langner hält es nicht mehr aus. »Haben Sie vielleicht den Personalausweis Ihres Mannes für mich?« Er deutet auf mich: »Wenn Sie keine Fragen mehr haben …? Frau Mundt wird bei Ihnen bleiben.«

Sie lächelt mich abwesend an, steht auf und holt den Ausweis, setzt sich ruhig wieder in den Sessel. Langner hat sich auch wieder gesetzt, notiert sich alles, schreibt auf eine Visitenkarte das Aktenzeichen und rückt dann auf dem Sofa nach vorne. Er will gehen.

Sie macht es ihm leicht. Sie springt auf und geht vor zur Wohnungstür.

Ihre versteinerte Freundlichkeit schmerzt mich. Beinahe kommen mir die Tränen. Ich schlucke und reiche Hauptmeister Langner die Hand. Wir sagen kein Wort, nicken uns nur zu. Was sollten wir in diesem Moment auch sagen?

Frau Schwarz nimmt die kurze Unterbrechung durch Langners Aufbruch kaum zur Kenntnis. Sie holt ein neues Foto aus dem Regal und reicht es mir. Wir setzen uns wieder auf das Sofa. Ein Bild aus jüngeren Jahren. Ihr Mann an den Kaianlagen im Hamburger Hafen. Einen Fuß lässig auf einen Poller gestellt, posiert er vor einem großen Frachter. Er lacht ein freches Lachen. Glücklich.

»Sein Beruf hat ihm immer viel Freude gemacht. Und wenn er auf See war, haben wir uns wochenlang nicht gesehen. Aber wenn er dann nach Hause kam … dann haben wir nur noch mehr gewusst, wie sehr wir uns lieben.«

»Sie waren fünfzig Jahre verheiratet?«

»Ach Kindchen, eine Ewigkeit, nicht wahr? Damals mussten wir unsere Eltern bitten, die Heiratsurkunde mit zu unterschreiben, weil wir noch nicht volljährig waren. Aber wir waren uns von Anfang an sicher, und so ist es auch geblieben.« Sie nickt langsam. »Kommt er wirklich nicht mehr zurück?«

»Nein. Er hatte wohl einen Herzinfarkt«, sage ich und kann den Schmerz in ihren Augen sehen. Sie hat alles verstanden, was wir gesagt haben. Alles.

»Manchmal war es schwer, wenn er lange auf See war, wir waren ja noch so jung«, sie runzelt die Stirn. »Aber ich war stolz darauf, ihn gefunden zu haben. Wenn er zurückkam, hatte ich stets das Gefühl, etwas ganz Besonderes für ihn zu sein. Er brachte kleine Geschenke mit, über die er lange nachgedacht hatte.« Sie strahlte mich an. »Stellen Sie sich vor, einmal hat er mir sogar ein Äffchen mitgebracht!«

Ich reiße meine Augen auf, muss fast auflachen.

»Doch, tatsächlich. Ein Rhesusäffchen! Das muss Anfang der sechziger Jahre gewesen sein. Jockel kam mit dem Schiff aus Surabaya, und er und ein paar andere Besatzungsmitglieder haben die Äffchen auf dem Markt gekauft. Unglaublich, oder?«

In der Tat bin ich einigermaßen überrascht. Einfach einen Affen aus Indonesien nach Deutschland zu schmuggeln ist ja keine Kleinigkeit.

»Ach, mein Jockel hat viel Unsinn gemacht. Aber Kalu,

wir haben das Äffchen Kalu getauft, war tatsächlich ein paar Jahre bei uns in der Wohnung.«

Sie blickt auf die Innenseite ihrer rechten Hand, streckt sie mir hin.

»Sehen Sie diese kleine Narbe? Da hat Kalu mich gebissen. Ihm tat das Leben in der Wohnung nicht gut, er wurde mit der Zeit aggressiv, hat viel kaputt gemacht. Wir haben ihn an einen Tierpark abgegeben. Aber schön war es trotzdem mit ihm. Und den Jockel, den hat er nie gebissen, nur einmal die Brille zerbrochen, aber darüber hat Jockel nur gelacht.«

Sie lächelt wieder in sich hinein. Ist in Gedanken viele Jahre in der Vergangenheit zurückgereist.

»Kurze Zeit später kamen unsere Kinder zur Welt. Zwei Mädchen und ein Junge. Ich hatte viel zu tun«, sagt sie und lächelt. Sie holt noch ein Bild von der Anrichte. »Das sind sie, Christin und Tamara. Und meine Schwiegersöhne. Und ganz außen, das sind mein Ältester und seine Frau. Die Enkelkinder sind nicht mit drauf. Die gibt es natürlich auch noch. Alles Mädchen. Vier Mädchen. Mein Harem, hat Jockel immer gesagt.«

»Leben Ihre Kinder in Hamburg?«, frage ich.

»Die Mädchen. Mein Junge lebt in München. Dort hat er einen …« Sie schaut plötzlich erschrocken. »Ich muss den Kindern Bescheid geben.«

»Wir könnten zu ihnen fahren und es ihnen persönlich sagen«, biete ich an.

»Ach Gott, Kindchen, nein, ich fahre nirgendwo hin. Ich warte hier …« Sie sieht mich traurig an. »Nein, er kommt ja nicht mehr. Ich rufe die Kinder an.«

Gemeinsam überlegen wir einen Moment, wen sie zuerst anruft und was sie sagen möchte.

Fünfzehn Minuten und ein paar erste Tränen später sind die Töchter mit ihren Ehemännern auf dem Weg, um ihrer Mutter beizustehen. Ihren Sohn erreichen wir nicht.

»Vielleicht sollten Sie heute Nacht mit Ihren Kindern fahren und nicht alleine in der Wohnung bleiben«, sage ich vorsichtig.

»Ich glaube, Sie werden es wohl nicht anders zulassen. Am besten packe ich ein paar Sachen.«

»Darf ich Ihnen helfen?«

Wir fangen an, den Wohnzimmertisch abzudecken. Die unberührten Kekse, die Kaffeekanne und die Tassen. Und während sie durch die Wohnung geht und ab und an etwas zur Hand nimmt, was sie einpacken möchte, spricht sie über ihren Mann. Ich bewundere sie. Wie werde ich nach so vielen Jahrzehnten über meinen Mann sprechen?

Als es an der Tür klingelt, weiß ich, dass ich bald gehen muss. Die Stunden sind wie im Flug vergangen. Es gibt Einsätze, in denen ich froh bin, wenn ich eine Pause bekomme oder gehen kann. An diesem Mittwoch ist es anders. Ganz anders.

Ich begrüße die Töchter und deren Ehemänner nur kurz. Ich frage nicht, ob sie mich brauchen. Sie haben einander.

Ich blicke Frau Schwarz an. Wir umarmen uns. Und ich sage: »Ich danke Ihnen für das, was Sie mir erzählt haben. Lange habe ich niemanden mehr so über den Menschen sprechen hören, mit dem er so lange zusammengelebt hat.«

Stumm drückt sie meine Hand.

Wir haben wenig über seinen Tod geredet. Dafür über sein Leben. Auch das ist ein Ausdruck von Trauer. Von Dankbarkeit und Wehmut. Und von Liebe.

Exkurs: Todesnachrichten überbringen

In den ersten Einsatzgeschichten habe ich berichtet, wie die schicksalhafte Tragik des Lebens zuschlägt und was es bedeutet, unerwartet damit konfrontiert zu werden, dass der Tod einem einen lieben Menschen einfach genommen hat. Diese Nachricht so auszusprechen, dass die Angehörigen sie wirklich zur Kenntnis nehmen, ist immer dann Aufgabe der Polizei, wenn der Tod nicht im Krankenhaus, sondern plötzlich und unerwartet geschieht. Ob nun ein Gewaltverbrechen vorliegt, sich ein tödlicher Verkehrsunfall ereignet hat oder ein plötzlicher Herztod in der Öffentlichkeit eingetreten ist.

Jemandem so etwas mitzuteilen ist nicht leicht. Auch für die Polizei ist das keine Routine. Im Gegenteil. Studien haben gezeigt, dass nur das Schießen mit der Dienstwaffe für Polizisten noch stressiger ist als das Überbringen einer Todesnachricht. Weil sie nicht wissen, wer und was sie hinter der Tür erwartet, an der sie klingeln, ist der Adrenalin-Spiegel extrem hoch. Sie zittern. Manchmal sichtbar, manchmal innerlich. Das führt dazu, dass ihnen die so sorgfältig zurechtgelegten Worte oft einfach nicht über die Lippen kommen wollen. Polternd legen sie los, verstummen oder reden drum herum. Sie wollen die Nachricht behutsam mitteilen. Einfühlsam. Und mit Fingerspitzengefühl. Aber sie merken, dass das die Nachricht auch nicht besser macht. Sie fühlen sich in dieser Situation verantwortlich und wollen alles richtig machen, das bedeutet extrem hohen Stress.

Wenn die Polizei das KIT zur Unterstützung anfordert, treffen wir uns in der Regel auf dem Polizeikommissariat. Wir versuchen so viele Informationen wie möglich zusammenzutragen, um sie an die Angehörigen weitergeben zu können: Wann ist der Tod eingetreten? Wo? Was ist genau passiert? Wer hat die verstorbene Person zuletzt gesehen oder gesprochen?

Informationen zum Zustand der Verstorbenen sind wichtig. Wo befindet sich der oder die Tote jetzt? Ist es möglich den Leichnam zu sehen? Ist eine Verabschiedung für die Angehörigen zumutbar? Gibt es etwas aus dem Besitz der Verstorbenen, was mitgenommen werden kann zu den Angehörigen? Dazu gehören nicht nur persönliche Gegenstände wie eine Uhr oder ein Portemonnaie, sondern beispielsweise auch ein Abschiedsbrief, wenn sich jemand selbst das Leben genommen hat. All das kann den Angehörigen helfen, die Nachricht vom Tod zu verstehen und einen Irrtum auszuschließen.

Und auch auf die Angehörigen versuchen wir uns vorzubereiten: Welche Nationalität hat die Familie? Brauchen wir besondere Sprachkenntnisse? Gibt es Kinder? Wie viele?

Da die Todesnachricht selten von den Polizisten überbracht wird, die auch am Tatort, Unfallort oder Fundort zugegen waren, sondern von den Kollegen, in deren Revier die Angehörigen wohnen, wollen wir alle so gut es geht vorbereitet sein.

Die Polizei kann die Aufgabe, die Todesnachricht mitzuteilen, im Übrigen nicht delegieren, denn die polizeiliche Dienstvorschrift regelt, dass Angehörige »unverzüglich und grundsätzlich persönlich« von der Polizei zu benachrichtigen sind. Das ist in allen Bundesländern ähnlich geregelt. Die Polizei muss sicherstellen, dass die Todesnachricht in die richtigen Familien überbracht wird. Auf keinen Fall darf es passieren, dass jemand eine »falsche« Todesnachricht bekommt und es sich gar nicht um die Angehörigen des oder der Verstorbenen handelt, sondern eine Verwechslung vorliegt.

Seitens der Polizei dürfen Todesnachrichten auch nicht am Telefon überbracht werden. Und das ist auch richtig so, denn keiner kann wissen, wie die Menschen auf den plötzlichen Tod einer ihnen nahestehenden Person reagieren. Und was soll die Person, die die Nachricht überbringt, tun, wenn dann am Telefon plötzlich Stille eintritt und jemand einfach zusammenbricht – oder wenn der Anruf für einen geschmacklosen Scherz gehalten wird? Noch schlimmer wäre es, wenn Angehörige unkontrolliert handeln und sich zum Beispiel ins Auto setzen, um zum Unfallort zu kommen, obwohl sie in diesem Schockmoment gar nicht fahrtüchtig sind.

Anders ist es, wenn die Angehörigen selber beginnen, in der Familie zu telefonieren, um den Tod bekannt zu geben. Wir unterhalten uns vorher darüber, ob der Mensch, den sie anrufen wollen, allein ist oder jemand Beistand leisten kann. Die Angerufenen wissen, dass es sich nicht um einen Scherz handelt, und es ist ein längeres Telefonat zur Klärung der ersten Fragen möglich. Die betroffenen Familien haben ein gutes Gespür dafür, wer die Nachricht nur von Angesicht zu Angesicht erhalten sollte und wen sie anrufen können.

Kompliziert wird es, wenn jemand im Krankenhaus verstirbt. Hier gibt es keine festen Regeln, die besagen, wie die Angehörigen vom Tod erfahren sollen. Leider werden Ärzte kaum darin geschult solche Nachrichten zu überbringen, und der angespannte Klinikalltag lässt es selten zu, dass sie sich Ruhe und Zeit für die Angehörigen nehmen können. Häufig genug wird die Nachricht von einer gestressten Krankenschwester oder Verwaltungskraft distanziert und nur begrenzt mitfühlend telefonisch überbracht. So etwas kann sich verheerend auswirken. Oft genug interveniert die Polizei aber auch frühzeitig und veranlasst, dass Polizisten die Überbringung der Nachricht übernehmen.

Gott sei Dank habe ich noch nie mitbekommen, dass eine Todesnachricht auf einem Anrufbeantworter hinterlassen wurde, aber auch das soll schon vorgekommen sein.

In Hamburg begleitet das KIT die Polizei bei der Überbringung einer Todesnachricht, überbringt aber keine Todesnachrichten alleine. Das hat nicht nur rechtliche, sondern vor allem psychologische Gründe. Der Überbringer der schlechten Nachrichten befindet sich in einem massiven Rollenkonflikt. Er kann nicht die heile Welt der Familie zerschlagen und anschließend trösten. Zur Polizei sage ich: »Ihr seid die Bösen, aber ihr dürft gehen. Wir sind die Guten, wir müssen bleiben.« Das ist vielleicht etwas überspitzt, aber wahr ist es dennoch.

Warum ist es so wichtig, dass die Polizei diese schwere Aufgabe übernimmt? Weil jeder Bürger weiß, dass die Polizei nicht an der Haustür klingelt, um einen »Guten Tag« zu wünschen oder zu mahnen, das Auto aus dem Halteverbot zu fahren. Erst recht nicht, wenn die Polizei mitten in der Nacht klingelt. Die Menschen ahnen also häufig schon, dass etwas passiert ist. Sie nehmen die Situation sofort ernst. Sie sind in höchster Alarmbereitschaft.

Ich erinnere mich noch gut daran, wie Frau Schwarz, die Frau des Seemanns, irgendwann erwähnte, dass sie gespürt hatte, dass ihrem Mann etwas zugestoßen war, und der Anblick der Polizei nur die Bestätigung gewesen war. Frau Neumann hingegen wusste nicht, dass ihr Sohn Markus tödlich mit dem Motorrad verunglückt war. Aber dass die Polizei ihr etwas Schlimmes mitteilen würde, wurde ihr schnell intuitiv klar.

Wir wissen nicht, wie die Menschen reagieren, wenn die Polizei vor der Tür steht. Alles ist möglich. Von Erstarren über Weinen bis zu Aggression oder dem völligen körperlichen Zusammenbruch.

Deshalb ist es auch so wichtig, dass wir in die Wohnung gelassen werden, denn eine Todesnachricht darf nicht im Treppenhaus oder zwischen Tür und Angel überbracht werden. Was passiert, wenn die Nachricht ausgesprochen wird, die Tür zufällt oder zugeschlagen wird und der Angehörige dahinter kollabiert? Die Polizei müsste die Tür aufbrechen. Das wäre eine Eskalation der ohnehin schon dramatischen Situation, die wir vermeiden wollen.

Wenn wir in die Wohnung gelassen wurden, spricht der

Polizist oder die Polizistin die Nachricht klar und unmissverständlich aus. Es darf nicht abgeschwächt oder unklar geredet werden, um das Gesagte erträglicher zu machen. Das mag sich zwar für die Person, die die Nachricht überbringt, besser anfühlen, aber nicht für die Betroffenen.

Man muss sich nur einmal vorstellen, ein Polizist sagt: »Es gab einen schweren Verkehrsunfall. Ihr Mann fuhr mit dem Motorrad auf der Landstraße, und der Zusammenstoß schleuderte ihn auf einen Baum zu. Die Rettungskräfte waren schnell vor Ort und haben wirklich alles versucht. Der Rettungshubschrauber war da. Aber es war zu spät. Es tut uns leid. Ihr Mann ist gestorben.«

Das klingt eigentlich nach einem ganz guten Plan. Nur wird der Polizist das so niemals alles sagen können. Zwischendurch wird die Frau des Opfers ihn mit einem Aufschrei unterbrechen. Sie wird fragen: »Wo ist er? In welchem Krankenhaus liegt er?« Sie würde aufspringen, in den Flur rennen, nach ihren Schlüsseln suchen und verlangen, dass sie sofort zu ihrem Mann gebracht wird. Sie könnte das »Ihr Mann ist gestorben« gar nicht mehr hören. Sie würde es auch nicht wollen. Die Schutzmauer wäre schon hochgefahren!

Aus psychologischer Sicht ist es besser, die Worte »tot« oder »gestorben« schnell zu benutzen. Das zu sagen klingt sehr hart, aber keine Umschreibung macht den Tod weniger grausam, und wenn alles schiefgeht, entstehen vielleicht sogar Missverständnisse.

Ein Kollege hat mir einmal erzählt, wie ein Polizist es so formuliert hatte: »Es tut uns sehr leid Ihnen sagen zu müssen, dass Ihr Mann in der U-Bahn eingeschlafen ist.« Die Frau hatte geantwortet: »Na und?« Es hatte ein paar Sekunden gedauert, bis sich das Missverständnis offenbarte. Sagen wir also, was wir sagen müssen! Jemand ist tot.

Dann warten wir. Wir warten und halten den Mund. Wir warten und halten das Schweigen und alle anderen Reaktionen aus. Die Betroffenen brauchen Zeit, um die Nachricht realisieren zu können.

Erst wenn sie das Unglück wahrgenommen haben, folgt eine Reaktion. Und dabei bringt jeder Mensch seine Gefühle anders zum Ausdruck. So unterschiedlich die Menschen sind, so unterschiedlich waren ihre Beziehungen zu den Verstorbenen, und so sehr unterscheiden sich ihre Persönlichkeiten. Also ist auch die Reaktion auf den Tod bei jedem eine andere. Wir kennen die Menschen, denen wir gegenüberstehen, nicht. Und deshalb müssen wir alle wertfrei versuchen das zu akzeptieren, was dieser Mensch in dieser Situation empfindet und wie er diese Empfindungen zum Ausdruck bringt. Außer Aggressionen gegen sich selbst oder gegen andere, die zu Verletzungen führen können, respektieren wir vom KIT jede Ausdrucksform der Trauer, auch wenn das manchmal schwierig ist.

Menschen erstarren, verzweifeln oder sind sprachlos vor Entsetzen. Sie sind wehmütig, dankbar, hilflos, weinen still, schluchzen oder schreien laut. Sie sind wütend oder werden von ohnmächtiger Angst erfasst. Alles, was in diesen schweren Momenten an Gefühlen aufkommt, ist richtig. Gefühle sind, was sie sind. Der Betroffene darf sie zum Ausdruck bringen, um sich Erleichterung zu verschaffen. Wir Helfer müssen lernen, diese Gefühle auszuhalten und Toleranz dafür zu entwickeln. Denn Trauern tut nun mal weh. Und jeder trauert auf seine Weise. Trauer folgt keinem Schema. Die Menschen sind tief verzweifelt über das, was ihnen gerade passiert. Sie haben guten Grund sich so zu fühlen, wie sie es tun. Es sind Menschen, die gerade eine zutiefst verstörende Nachricht bekommen haben. Sie reagieren entsprechend verzweifelt. Behandeln wir die Menschen also mit Respekt, Akzeptanz, Empathie und ohne Wertung für ihre Reaktionen.

Und dann brauchen die meisten Menschen unsere Zeit.

Zeit, um ihre Fragen offen zu stellen und Antworten zu bekommen. Zeit, ein wenig Trost empfangen zu können. Und damit meine ich keine oberflächlichen Worte, Plattitüden wie »wird schon wieder«, »in jeder Krise steckt eine Chance«, »es war Gottes Wille«, oder »in allem steckt ein Sinn, auch wenn wir ihn nicht gleich erkennen«, sondern ehrlich gemeinte Anteilnahme und Mitgefühl, welches sich auch nonverbal äußern kann. Es ist etwas Schreckliches passiert. Und manchmal können wir nur eine Hand halten oder zuhören, wenn jemand reden möchte.

Erst wenn die Menschen etwas zur Ruhe kommen, Familie, Freunde oder Bekannte eingetroffen sind und Halt geben, ist die Todesnachricht »überbracht«.

»Bedenkt den eigenen Tod, den stirbt man nur.
Doch mit dem Tod der anderen muss man leben.«

Mascha Kaleko

KAPITEL 2
Abschiednehmen von den Toten

Es ist ein Tod ohne Abschied, wenn jemand unerwartet und von einer Sekunde zur nächsten stirbt.

Ob durch einen plötzlichen Herztod oder Unfall, durch eine Gewalttat oder einen Suizid, das spielt zunächst keine Rolle.

Der Angehörige hat die entsetzliche Nachricht vernommen. Aber glauben kann er sie noch nicht. Es kann einfach nicht sein, was nicht sein darf. Immer fehlt die wichtige Zeit der letzten Worte und der letzten Zärtlichkeit. Es gibt keine Möglichkeit mehr, noch eine Geste des Abschieds an den Partner, die Eltern oder das Kind zu richten.

Den Hinterbliebenen bleibt nur, sich von den bereits Verstorbenen zu verabschieden. Und gerade diese letzten Blicke, Sätze und die letzten Berührungen sind enorm wichtig für die Betroffenen. Es ist der Moment des wahren Begreifens. Die Angehörigen sehen den vielleicht wichtigsten Menschen in ihrem Leben ein letztes Mal. Ein nötiger Schritt, um mit dem Verlust umzugehen.

Diese Momente des Abschiednehmens sind so wichtig, dass wir im KIT eine Vereinbarung mit dem Hamburger Institut für Rechtsmedizin geschlossen haben. Wir dürfen bei einem plötzlichen oder gewaltsamen Tod, wenn die Angehörigen das Geschehene einfach nicht glauben, es nicht realisieren können, eine Not-Abschiednahme initiieren. Den verstorbenen Menschen zu sehen hilft den meisten Angehörigen ungemein, sich davon zu überzeugen, dass kein tragischer Irrtum vorliegt.

Wie können zum Beispiel Eltern verstehen, dass ihr Kind nie wieder mit ihnen sprechen wird, nie wieder im Garten herumtollen wird und ihnen nie wieder ein Lächeln schenken wird?

Das kann nur gelingen, wenn sie ihr Kind sehen, anfassen und mit ihm sprechen können. Wenn sie sich davon überzeugen können, dass es nicht mehr reagiert, dass es wirklich tot ist. Sie berühren es ein letztes Mal, be-greifen. Sie finden Worte der Liebe und des Abschieds. Worte, die sie selbst auch ein wenig trösten.

Abschiednehmen heißt anfassen, ansehen und ansprechen.

Abschiednehmen ist überlebenswichtig.

Septemberkälte

Der Sommer war bisher verregnet und nicht besonders freundlich. Ich bin froh, dass uns der September ein paar schöne Tage beschert. Heute scheint die Sonne durch das Fenster und wärmt. Ich bereite mich am Schreibtisch gerade auf eine mit Patiententerminen prall gefüllte Woche vor. Als Psychotherapeutin grübele ich nicht nur über die Behandlungsplanung einer Zwangsneurotikerin oder der nächsten Übung für einen Angstpatienten, sondern ich muss mich auch, so wie jetzt gerade, mit Therapieanträgen für die Gutachter der Krankenkassen auseinandersetzen. Als mein Handy klingelt, verzweifele ich gerade an meiner digitalen Patientenverwaltungssoftware.

Über die Ablenkung könnte ich mich also freuen, aber dieser spezielle Klingelton verheißt nichts Gutes.

Ich habe KIT-Bereitschaftsdienst. Das bedeutet, dass mein Softwareproblem warten muss. »Hier spricht die Leitstelle. Die Mordkommission möchte Sie sprechen.« Ich bin in Gedanken noch bei meinem Computerproblem, aber die Stimme am anderen Ende spricht schnell weiter:

»Es geht um den Alster-Mord. Ich gebe Ihnen die Telefonnummer des Mordbereitschaftsleiters«, sagt der Disponent und rattert los.

Ob ich Papier und Stift in der Hand halte, interessiert

ihn offensichtlich nicht. Aber ich kann mir auch mal was merken. Es gehe um »den« Mord, hat er gesagt. Meinen wir denselben? Mein Herz pumpt schneller. Ich spüre meinen steigenden Puls. Meint er die junge Studentin?

»Ritualmord. Blutrausch.« So stand es überall in den Zeitungen.

Natürlich habe ich davon gelesen.

Es war eine grausame Tat. Vollkommen sinnlos. Unzählige Messerstiche – wie im Rausch soll jemand zugestochen haben. So stand es da zumindest. Der Täter habe nach der Tat versucht, sich das Leben zu nehmen, so war man überhaupt darauf aufmerksam geworden. Er liege seither im Koma. In der Jackentasche des Mannes steckte der Schlüssel zu einem Zimmer in einer kleinen Pension direkt an der Außenalster.

Dort habe die Polizei ein totes Mädchen gefunden. Grauenhaft zugerichtet.

Niemand habe etwas bemerkt, niemand etwas gesehen. Täter und Opfer kannten sich wohl nicht einmal. Gefühle spielten angeblich keine Rolle.

War sie einfach zur falschen Zeit am falschen Ort?

Ich wähle langsam die Nummer der Mordkommission, meine Hände zittern, ich habe schreckliche Bilder im Kopf. Ich kenne Peter, den Verantwortlichen in diesem Fall, aus anderen Einsätzen. »Hallo, hier spricht Angélique, du hast …«

Er unterbricht mich. »Ja, danke für deinen schnellen Rückruf!«

Warum flüstert er? Und wieso scherzt er nicht? Kein Spruch? Etwas ist anders als sonst. Ganz anders.

»Was ist los?« Auch ich habe meine Stimme gesenkt. Unnötig. Schließlich sitze ich allein in meinem Arbeitszimmer.

»Ich bin im Büro. Mit den Eltern des getöteten Mädchens. Sie sind aus Kanada eingeflogen.« Pause. Nur sein Atmen. »Sie sind hier. Sie wollen ihr Kind sehen. Jetzt. Kannst du sofort in die Rechtsmedizin kommen?«

Er ist um Fassung bemüht.

Die Eltern.

Darüber haben die Zeitungen nichts geschrieben. Aber natürlich hatte das Mädchen Familie. Nur eben nicht in Deutschland. Jetzt sind sie hier.

»Ich mache mich sofort auf den Weg.« Noch am Telefon fahre ich den Laptop runter und rücke den Stuhl zurück.

»Wie lange brauchst du in die Rechtsmedizin?«

Er klingt, als ob er unter keinen Umständen vor mir da sein möchte. Er möchte nicht in die Situation kommen, mit den Eltern in der Rechtsmedizin in einer Ecke zu sitzen und warten zu müssen. Sie haben lange genug gewartet. Es ist Peter anzumerken, wie nahe ihm der Kontakt zu den Eltern geht.

»Fahr langsam, dann bin ich vor euch da.«

Im Gegensatz zum Polizeipräsidium liegt meine Wohnung deutlich näher am Universitätskrankenhaus. Gott sei Dank, denn ich brauche Zeit, um mich zu sammeln. Was sage ich einer Mutter, deren Kind bestialisch ermordet wurde? Noch dazu in englischer Sprache?

Mein Herz schlägt wieder schneller. Während ich auf der

Toilette sitze, ziehe ich schon meine Schuhe an. Die Wagenschlüssel sind in der Einsatzjacke.

Los. Ich muss mir einen Vorsprung verschaffen.

Ist die Stimmung in der Rechtsmedizin gedrückter als sonst? Ich vermag es nicht zu sagen, aber das Lächeln des Oberarztes reicht nicht bis in seine Augen. »Es wird schwer«, sagt er. Aber das ist es immer.

Wir gehen in den Keller.

Dort sehe ich sie zum ersten Mal.

Ich atme tief ein.

Diese Eltern können ihr Kind nicht berühren. Nicht ansehen. Jedenfalls nicht so, wie sie es gewohnt waren.

Aufgrund der brutalen Verletzungen gibt es nichts zum Anfassen. Nicht einmal Hände gibt es, um sie zu halten. Der Täter hat ihr die Finger abgeschnitten. Und das Gesicht? Ebenfalls zerschnitten. Es ist unzumutbar.

Stumm stehen wir vor dem toten Mädchen. Es fällt mir schwer hinzusehen. Sie muss einmal schön gewesen sein. Ratlos schaue ich den Arzt an.

»Es geht nicht«, sagt er. »Das können wir den Eltern nicht zumuten.«

Nein, das können wir niemandem zumuten. »Doch. Wir müssen einen Weg finden«, insistiere ich. »Die Eltern möchten sie unbedingt sehen.«

Er nickt. Vielleicht hat er gehofft, ich würde ihm zustimmen und wir könnten alles abblasen, aber wir ahnen beide, wie wichtig dieser Abschied den Eltern ist, und dass wir einen Weg finden müssen, ihnen diesen Abschied zu ermöglichen. Den verstümmelten Körper können wir mit einer dicken weißen Decke verhüllen und den Eltern untersagen, die Decke zu entfernen. Nur das Gesicht wird sichtbar sein. Aber das Gesicht …

»Wir können versuchen, die Schnitte mit Pflaster zuzukleben und zusammenzuhalten.« Sein Vorschlag klingt brutal, aber es ist das Einzige, was uns einfällt. Minuten später sieht ihr Gesicht nur wenig besser aus.

Dennoch macht es einen entscheidenden Unterschied. Denn Pflaster sind etwas Hilfreiches, sie sind Teil unserer Normalität. Darunter heilt es doch, oder? Die Eltern werden einen anderen Blick auf ihre Tochter haben, werden leichter über die Verletzungen hinwegsehen können, sie werden ihrem Kind nahe sein können.

Wir hoffen, dass es so sein wird.

Als der Oberarzt und ich aus dem Keller hochkommen, sehen wir sie bereits in der Warteecke sitzen. Mit gesenkten Köpfen. Die Mutter, mit langen dunklen Haaren, trägt ein wunderschönes Kleid. Der Vater, ergraut und mit randloser Brille, hat dunkle Jeans und ein dunkelblaues Hemd an. Es fehlt nur die Krawatte. Ich beginne zu verstehen. Die Eltern haben sich hübsch gemacht für ihr Kind. Sie erweisen ihrer Tochter Respekt.

So wie wir alle, die dort an einem plötzlich warm gewordenen Sonntagnachmittag im Leichenschauhaus stehen.

Es ist still.

Dann kommt der Leiter der Mordkommission uns entgegen, schiebt uns zurück an die Tür. Nervös und mit fahrigen Bewegungen. Er begrüßt uns unaufmerksam. Er wiederholt die Namen der Eltern. Und des toten Mädchens. Zweimal. Ich nicke ihm dankbar zu. Die Namen sind wichtig, er will sicherstellen, dass wir die Namen der Eltern wissen und dass wir den ihrer Tochter richtig aussprechen. Das Wenige, was bleibt, soll bestehen. Mir brennen sich ihre Namen für immer ins Gedächtnis.

Als die Mutter den Kopf hebt und mich direkt ansieht, ist der Bann gebrochen. Ich gehe auf sie zu. Der Oberarzt stellt sich vor, ich stelle mich ebenfalls vor. Sie nickt, haucht ein »Hello«. Der Oberarzt spricht sein Beileid aus, versucht zu erklären, dass das Institut ihre Tochter nicht geschminkt hat. Dass sie keinen Thanatologen haben, der Verletzungen kaschieren kann. Es sind verzweifelte Formulierungen eines Arztes, der mit sich hadert, weil er diesem Mädchen ihr schönes Gesicht nicht zurückgeben kann.

Ich trete einen Schritt vor. In holprigem Englisch beginne ich zu erklären, dass wir jetzt zu ihr gehen können. Und dass sie ihre Tochter leider nicht anfassen dürfen …

Was soll ich sonst sagen? Ich kann nichts beschönigen, denn in zwei Minuten würde die Realität meine Worte Lügen strafen.

Die Mutter nickt. »I am ready.« Sie fasst ihren Mann am Arm. Er nickt ebenfalls und atmet schwer.

Von der kleinen Warteecke führt eine Treppe hinunter in den Verabschiedungsraum. Mir kommt die Treppe endlos lang vor, auch wenn es nur ein paar Stufen sind.

Es ist der wahrscheinlich schwierigste Gang im Leben der Eltern. Hinunter zu ihrer Tochter, deren Dasein so grausam und gewalttätig beendet worden war. Dieser Weg ist unendlich kräftezehrend. Ich versuche, den Angehörigen eine Stütze zu sein, Kraft zu spenden für den nächsten Schritt, die nächste Stufe. Bis vor die Tür. Denn wenn die Tür erst einmal geöffnet ist, gibt es kein Zurück mehr. Dann endet die Hoffnung, und die Trauer kann beginnen. Ich versuche die Stütze zu sein, an der sich die Eltern festhalten können.

Ich gehe mit der Mutter voraus.

Sie hakt sich in meinen Arm.

Hinter uns ringt der Vater immer wieder um Atem.

»I'll be right behind you«, hat er gesagt, er wird direkt hinter uns sein. Wir ziehen ihn mit. Für einen Moment bin ich unsicher, ob meine Entscheidung, den Einsatz alleine zu machen, klug war. Vielleicht hätte ein Kollege für den Vater gutgetan?

Hinter ihm folgen der Oberarzt und der Polizist.

Wir nehmen Stufe für Stufe.

Wir halten inne.

Ich höre den Vater keuchen.

Die Mutter ist mutig. Sie möchte voran. Es zieht sie zu ihrem Kind. Gleichzeitig spüre ich ihren Widerstand. Jeder Schritt ist ein Kampf.

Wir brauchen mehr als zehn Minuten für die wenigen Stufen.

Unten angekommen versuche ich sie darauf vorzubereiten, dass wir gleich in den Raum treten werden, sie sich erst einmal umsehen, ihre Tochter ansehen sollen und wir dann dichter zu ihr gehen können. Urplötzlich, es ist fatal, ist mein Englisch weg. Ich fühle mich dessen beraubt, was ich als Stärke in einer solchen Situation anbieten kann: einfühlsame Worte im richtigen Augenblick.

Dieses Mal ist alles anders.

Wenn die Worte fehlen, müssen Gesten sprechen.

Ich löse den Arm der Mutter von meinem und nehme ihre Hand, halte sie fest.

Ihre Finger sind eiskalt, sie umklammert meine Hand auch mit ihrer zweiten.

Ich signalisiere ihr durch einen leichten Druck, inne zu halten, als ich die Tür öffne. Sie sieht ihr Kind und schnappt nach Luft.

Wir verharren einen Moment.

Ein Moment des Erkennens.

Die Zeit steht still.

Sanft drückt sie meine Hand, und ich erwidere den Druck.

Das Zeichen, dass wir hineingehen können.

Ich spüre das Entsetzen des Vaters dicht hinter mir.

Als wir vor seiner Tochter stehen, bricht er in trockene Schluchzer aus. Tief aus dem Bauch. Er krümmt sich. Ich bedeute dem Polizisten, einen Stuhl für ihn heranzurücken. Ganz dicht zu seiner Tochter. Lange werden seine Beine ihn nicht mehr tragen.

Die Mutter hält stumm meine Hand umklammert.

Tapfer. Stark. Fassungslos. Kein Wort und keine Träne kann Ausdruck dessen sein, was gerade in ihr vorgehen muss. Ich rücke auch ihr einen Stuhl heran. Die Armlehne berührt die Bahre.

Ich hocke mich neben die beiden auf den Boden.

Der Oberarzt und der Polizist verlassen den Raum. Sie gehen nicht weit. Sie setzen sich auf die Treppe hinter der angelehnten Tür. Sie lassen Platz für den Schmerz der Eltern, für den dieser Raum viel zu klein ist.

Dann kommen die Tränen der Mutter. Und die erste Frage: »Why?« Warum?

Darauf gibt es keine Antwort. Sie erwartet auch keine.

Auf andere Fragen, die sie an diesem Tag stellt, gibt es Antworten. Ob ihr kleines Mädchen vergewaltigt wurde? Nein. Ob sie sich gewehrt habe? Ja, wie eine Löwin.

Manche Fragen beantworten sich von selbst. Ob sie sehr gelitten habe? Ob sie große Angst gehabt habe? Das gequälte Stöhnen des Vaters ist Auskunft genug.

Später sprechen sie mit ihrer Tochter. Sie streicheln sanft und vorsichtig ihre Stirn, ihre Ohren. Ich lasse sie gewähren. Sie betrachten mit zärtlichen Blicken das zerstörte Gesicht ihres Kindes, und der Vater streicht immer wieder über ihr langes Haar.

Der Raum ist erfüllt von Liebe. Und diese Liebe der Eltern ist größer als jede der sinnlosen Verletzungen des Mädchens. Nun sind sie sicher, dass kein Irrtum vorliegt. Erst jetzt können sie begreifen, dass tatsächlich das Unvorstellbare eingetreten ist. Ihr Kind lebt nicht mehr.

Die Mutter nickt und sagt: »Now I understand.« Sie hat begonnen zu verstehen.

Als ich geraume Zeit später das Institut für Rechtsmedizin verlasse, steht die Sonne noch immer am wolkenlos blauen Himmel.

Der Arzt ist in die Katakomben zurückgekehrt. Das Mädchen in den Kühlraum zurückgebracht. Die Eltern sind mit der Polizei abgefahren.

Wir haben uns zum Abschied umarmt.

Wenn Worte fehlen, öffnen sich andere Wege.

Draußen ist es noch wärmer geworden. Trotzdem friere ich.

Für einen Moment wünsche ich mir, der Täter würde nicht überleben. Ich weiß, dass es falsch ist. Aber die Kälte und Sinnlosigkeit der Tat sind nicht zu ertragen.

Ich frage mich, was für ein Mensch *sie* gewesen ist. Ein Mädchen, das von seiner Familie geliebt wurde. Ein Mädchen, das sich mit aller Macht gewehrt hat.

Monate später lese ich in einem Zeitungsartikel noch einmal von der Tat. Noch oft habe ich an die Eltern gedacht.

In dem Artikel steht, dass der Täter seinen Suizidversuch überlebt hat. Die Ärzte diagnostizieren ihm eine paranoide Schizophrenie. Ich verstehe, dass der Mann schuldunfähig ist. Aber wie muss sich das für die Eltern des Opfers anfühlen? Ihre Tochter starb durch eine unverständliche und unerklärliche Tat. Es ist ungleich bitterer und schwieriger zu trauern, wenn wir nicht den Hauch einer Erklärung für das, was geschehen ist, bekommen. Für die tapferen Eltern wird es noch schwerer werden, den Verlust zu verarbeiten. Die rohe, sinnlose Gewalt macht den Verlust unannehmbar. Denn wir Menschen suchen nach Sinn. Wir suchen die Sinnhaftigkeit unserer Existenz und unseres Handelns. Selbst eine unfassbare Gewalttat versuchen wir zu verstehen. Gelingt das nicht, bleibt die bohrende Frage nach dem Warum für immer offen. Eine Frage, die die Trauer sehr belastet.

Sie war zur falschen Zeit am falschen Ort.

Er ist krank und wird dauerhaft in der Psychiatrie verwahrt.

Bloß die Hüfte?

Während ich über das Krankenhausgelände zu meinem Auto gehe, fallen mir die Blumenbeete auf, auf denen dicht an dicht rote Tulpen stehen. Ein mutiger Tupfen Farbe im beginnenden Frühling. Ich finde die Beete an diesem Tag besonders schön, denn der Einsatz bei der Familie Wagner hat meinen Blick geschärft. Es waren bewegende Stunden – gestern Nacht und gerade eben, bei der Abschiednahme im Krankenhaus. Das Leben kann so schnell vorbei sein, für einen kurzen Augenblick blitzt bei mir ein Verstehen auf, und ich ahne, was dieser Ausdruck wirklich bedeutet. Eben nimmt man noch einen seiner vielen Termine wahr, und plötzlich fällt man tot um. Wenn ich für einen Moment den Gedanken zulasse, dass das auch mir selbst oder meinen Lieben passieren könnte, bekommen die roten Tulpen eine besondere Bedeutung. Sie stehen für den Beginn einer neuen Jahreszeit. Für die Verheißung auf den Sommer. Für das Versprechen, dass es ewig weitergeht. Bis … ich versuche aus meinen Gedanken auszubrechen. Aber ich werde den Rest des Tages genießen, einen langen Spaziergang machen und mir die Sonne ins Gesicht scheinen lassen.

Mit dieser Aussicht fühle ich mich schon wieder etwas besser, jetzt geht mir die Geschichte durch den Kopf, die die Witwe von Herrn Wagner mir nach und nach erzählt hat.

Seit Monaten hatte ihr Klaus-Dieter höllische Schmerzen in der linken Seite der Hüfte gehabt. Gerade morgens war er nicht mehr richtig in Gang gekommen, seine sportlichen Aktivitäten hatten ihm Schmerzen bereitet, und er hatte sie nach und nach aufgeben müssen. Er hatte es gehasst, in seinem Bewegungsdrang eingeschränkt zu sein, hatte seine Frau mir erzählt und dabei gelächelt.

Hüftarthrose – das war eine der niederschmetternden Diagnosen gewesen, die die Ärzte gestellt hatten. Die Behandlungsversuche der letzten Monate hatten nicht angeschlagen, und nun war als letzte Möglichkeit nur eine Operation geblieben.

Klaus-Dieter hatte gezögert, er war sechsundsechzig Jahre alt und hatte ein bisschen Angst gehabt vor einer so komplizierten Operation. Er war noch nie in seinem Leben Patient in einem Krankenhaus gewesen. Andererseits hatte er momentan so viel Lebensqualität eingebüßt, dass er sich schweren Herzens doch für die Operation entschieden hatte.

Gleich nach Ostern, also in fünf Tagen, sollte es so weit sein.

Er hatte fast alle Röntgenaufnahmen, Blutuntersuchungen und EKG-Ergebnisse vorliegen. Er war topfit, und die letzte Routineuntersuchung im Krankenhaus fand heute Abend statt. Er war nervös. Deshalb fuhr er auch alleine ins Krankenhaus. Er wollte seine Ruhe haben. Frau Wagner kannte ihren Mann gut, sie war ihm nicht böse.

Er stellte sein Auto ins Parkhaus. Er war zu früh. Er fuhr immer rechtzeitig los. Für den Fall, dass er den Weg nicht gleich finden würde. Aber alles lief wie am Schnürchen. In dem kleinen Warteraum saßen wohl ein Dutzend Menschen und blätterten in Zeitungen. Er sandte eine SMS an seine Frau. »Alles klar, gleich geht's los.«

Das war die letzte Nachricht, die sie von ihm erhalten sollte.

Er fühlte sich offenbar unwohl, wollte an die frische Luft. Er stand auf, die Welt um ihn herum schwankte. Er versuchte sich festzuhalten. Torkelte. Die anderen Wartenden schrien auf. Im Gang zwischen den Stuhlreihen brach er zusammen.

Die Ärzte waren sofort bei ihm.

Und konnten ihm nicht mehr helfen.

Sein Herz hatte einfach aufgehört zu schlagen.

Ohne Erkrankung. Ohne Vorwarnung. Und ohne Erklärung.

Als ich auf dem Weg zur Familie von Klaus-Dieter bin, ruft mich die Polizei an. Sie haben einen neuen Einsatz bekommen und müssen bald los. Wie lange ich noch brauche? Ich habe gerade aufgelegt, da klingelt es ein zweites Mal. Dieses Mal sagen sie mir, dass es der vierzigjährigen Tochter gar nicht gut gehe. Wann ich endlich ankomme?

Ihr hättet das KIT gleich bei der Überbringung der Todesnachricht mitnehmen sollen, denke ich und gebe etwas mehr Gas. Es ist kurz nach elf Uhr abends, und die Straßen sind leer.

Vor der Tür der Familie treffe ich meine KIT-Kollegin, auch sie hat sich beeilt und ist gerade angekommen. Wir klingeln.

Ein verstört aussehender Mann öffnet. Seine Haare sind zerzaust, als sei er sich ständig mit den Händen durch gefahren. Er holt tief Luft, und sein Mund steht offen, als wolle er anfangen zu sprechen, wisse aber nicht mehr, wie das geht.

Ich übernehme die Initiative und stelle uns vor. »Die Polizei bat uns, zu Ihnen zu kommen. Dürfen wir reinkommen?«

»Natürlich, ich dachte … ich erwarte … den Notarzt.«

Er stellt sich als der Schwiegersohn der Familie vor und bittet uns herein.

»Notarzt?«, frage ich. Davon hatte die Polizei nichts gesagt.

»Für meine Frau. Sie hält das nicht mehr aus. Sehen Sie selbst.« Er geht voran ins Wohnzimmer.

Auf einem Sofa sitzt eine ältere Frau. Zusammengesackt. Den Blick starr geradeaus gerichtet. Das muss die Witwe sein. Im rechten Winkel liegt auf einem zweiten Sofa eine heftig weinende Frau. Neben ihr sitzt ein etwa achtzehnjähriges schlaksiges Mädchen, das wie paralysiert die Hand ihrer Mutter hält und mich mit schreckensgeweiteten Augen ansieht.

»Meine Schwiegermutter Helena Wagner, meine Frau Judith Rothe und meine Tochter Nele«, erklärt der Mann.

Andrea und ich kommunizieren nur durch einen Blick, und so knie ich Sekunden später vor Nele und ihrer weinenden Mutter, während Andrea sich um die Witwe kümmert.

»Bleib ruhig sitzen«, raune ich Nele zu. Dann berühre ich die Frau, die mit schweißnassen Haaren und geschlossenen Augen weint, ganz behutsam am Arm. »Hallo, Frau

Rothe. Bitte öffnen Sie einmal die Augen. Mein Name ist Angélique Mundt, und ich bin Psychologin im Kriseninterventionsteam.«

Tatsächlich macht sie die Augen auf und starrt mich aus himmelblauen Augen an. Panik liegt in ihrem Blick.

Ich versuche ein zaghaftes Lächeln. »Können Sie mich verstehen? Ich bin hier, um Ihnen zu helfen. Ihr Vater ist ganz plötzlich gestorben, nicht wahr?« Ich nenne das Drama beim Namen.

Sie bleibt stumm, und sofort schaltet sich ihr Ehemann ein. »Wir können es nicht glauben, das kann doch nicht wahr sein. Er war vollkommen gesund. Sie irren sich.«

Jetzt schaut sie mich erwartungsvoll an. Oder bilde ich mir das ein? »Nein, die Polizei hat das überprüft. Ihr Vater hatte seinen Ausweis bei sich. Ein Irrtum ist leider ausgeschlossen. Es tut mir leid.« Die Frau schließt wieder die Augen. »Frau Rothe, Sie schwitzen und sind sehr blass. Ist Ihnen übel? Haben Sie sich übergeben?«

»Nein«, antwortet Nele. »Sie kann sich aber nicht hinsetzen, ihr wird dann schwindlig.«

»Ihr Kreislauf ist vermutlich etwas instabil. Das kann passieren. Kannst du vielleicht ein Glas Wasser für deine Mutter holen? Für uns alle?«, wende ich mich an Nele. Froh, etwas tun zu können, stürzt sie in Richtung Küche.

»Der Notarzt muss gleich da sein«, sagt der Ehemann erleichtert und ungeduldig zugleich.

Wir brauchen keinen Notarzt, denke ich. Der Ausdruck der Fassungslosigkeit und der Trauer dieser Frau war angemessen und auch in der Heftigkeit nicht ungewöhnlich. Sie ist nicht krank. Sie ist verzweifelt. Aber was hätte es genützt, eine Diskussion anzufangen? Der Arzt war bereits gerufen, und wie auf ein Stichwort klingelt es an der Tür. Der Mann springt auf, läuft in den Flur, die Frauen halten inne und starren zur Tür. Kommt Klaus-Dieter endlich heim? War das alles doch bloß eine Verwechslung?

Ich tausche einen Blick mit meiner Kollegin aus. »Das wird der Notarzt sein«, sage ich, ich weiß, dass keiner diesen Schluss gezogen hat, nachdem die Klingel zu hören war. Im Gegenteil: Das Klingeln ist der Auslöser für einen neuen Funken Hoffnung gewesen, den ich mit meinen Worten zerstöre.

Ich stehe auf und gehe dem Arzt im Flur entgegen. Ich stelle mich vor, schildere kurz die Situation und überlasse dem Mann das Feld. Er ist sehr einfühlsam. Ruhig und leise spricht er mit der Tochter des Verstorbenen. Ihr Blutdruck ist leicht erhöht, der Puls etwas zu schnell. Aber wie hätte es auch anders sein sollen? Genaugenommen reagiert sie vollkommen gesund. Gestresst. Aber gesund. Mit ins Krankenhaus will sie dann auf keinen Fall. Er sieht mich ratlos an.

»Vielleicht können Sie Frau Rothe und ihrer Mutter ein Beruhigungsmedikament für die Nacht dalassen. Nur für den Notfall?«, schlage ich vor. Es ist wirklich nur für den Notfall. Zwar wirken diese Medikamente schnell und zuverlässig, aber es kann für denjenigen, der sie einnimmt, später auch belastend sein, einfach einzuschlafen und sich am nächsten Morgen nicht mehr genau daran erinnern zu können, wie die letzte Nacht verlaufen ist – denn das ist eben auch eine Folge solcher Medikamente. Und auch wenn die

Erinnerungen schmerzhaft sind, sind sie doch wichtig. Angehörige leiden später sehr darunter, wenn sie die erste Zeit nach der Nachricht nur nebulös erinnern. Da ist der trauernde Schmerz besser.

Der Notarzt füllt einige Papiere aus, zieht die Krankenkassenkarte durch das Kartenlesegerät und lässt einige Beruhigungstabletten da. Dann ist er so schnell wieder weg, wie er gekommen ist.

Jetzt kehrt ein bisschen Ruhe ein. Meine Kollegin Andrea hält die Witwe ganz fest umarmt. Und viele Taschentücher später beginnt die Frau laut und deutlich erste Fragen zu formulieren. »Warum kann man einen Herzinfarkt denn nicht überleben, wenn man im Krankenhaus ist? Das soll es gewesen sein? Niemand hat ihn retten können? Tot umgefallen? Einfach so?… Das kann doch nicht stimmen.«

Und doch ist es genau das, womit sie in Zukunft leben muss. Ihr Leben hat sich radikal verändert. Sie wird ihrem Mann nicht mehr all das sagen können, was sie ihm immer noch sagen wollte. Sie werden ihre gemeinsamen Pläne nicht mehr in die Tat umsetzen können. Sie wird mit den vielen »Wir wollten doch immer noch…« leben müssen. Allein.

»Ich muss mit ihm sprechen. Ich muss ihm doch Lebewohl sagen. Kann ich ihn sehen?«

Ich weiß, was sie meint. Sie will letzte Worte an ihn richten, in der Hoffnung, dass er sie hören kann. Irgendwie. Irgendwo. Sie muss bei *ihm* sein, um zu verstehen, dass er nicht mehr bei *ihr* ist.

Mir ist nicht ganz wohl bei der Sache. Die Witwe traut es

sich zu, ihren Mann zu sehen. Aber was ist mit der Tochter? Und Nele und ihr Vater sind so still, dass ich nicht einschätzen kann, ob ihnen der Anblick des Verstorbenen um zwei Uhr nachts zu viel abverlangen würde. Ich berate mich kurz mit Andrea, und wir entscheiden, der Familie zu einer Verabschiedung am nächsten Morgen zu raten. Es sind nur wenige Stunden, die keinen dramatischen Unterschied machen sollten. Aber vielleicht ist dieser Moment bei Tageslicht und nach etwas Schlaf besser – vor allem für die Tochter von Klaus-Dieter.

Sie stimmen unserem Vorschlag zu. Sind sie sogar ein wenig erleichtert? Erleichtert, dass wir ihnen die Erlaubnis gegeben haben, für heute Nacht keine weiteren Anstrengungen mehr durchstehen zu müssen? Ich weiß es nicht, doch plötzlich ist etwas Raum, um mit der Witwe und dem Schwiegersohn darüber zu sprechen, was in den nächsten Stunden und Tagen auf sie zukommen könnte.

»Sie stehen unter Schock. Für Sie ist diese Situation im höchsten Maße unwirklich. Haben Sie besonders viel Geduld mit sich und Ihrer Familie. Vielleicht sind Sie neben Ihrer Traurigkeit und Verzweiflung auch unruhig, schlafen schlecht, haben keinen Appetit, sind unkonzentriert oder schreckhaft. Das sind normale Belastungsreaktionen. Keine Sorge. Sie lassen wieder nach und verschwinden irgendwann ganz. Während der nächsten Tage und Wochen wird alles anders sein als sonst. Helfen Sie sich, indem Sie sich Zeit nehmen und *nicht funktionieren* müssen. Machen Sie Dinge, die Ihnen guttun. Sprechen Sie, wenn Ihnen danach ist, oder gehen Sie einfach ein wenig spazieren. Lenken Sie sich auch mal ab, wenn es Ihnen hilft.« Ich werfe einen Blick zu Nele. »Es gibt kein Richtig und Falsch. Jeder reagiert so, wie er es eben tut. Triff dich mit deinen Freunden, wenn du magst. Und geh wieder nach Hause, wenn du genug hast, ja?!«

Sie nickt.

Frau Rothe streicht sich über die Stirn. Mehr kann sie jetzt nicht aufnehmen. »Ich lasse Ihnen zwei Informationsblätter vom KIT da, in denen die Reaktionen, die auftreten können, beschrieben sind und auch ein paar Ideen, wie Sie sich selbst und gegenseitig helfen können. Ich habe auch einen speziell für dich, Nele. Schau in den nächsten Tagen mal rein.«

Die Witwe gähnt unvermittelt und flüstert, dass sie versuchen wolle, etwas zu ruhen.

Ich sehe es ihr an, ihre Kraft ist erschöpft. Wir verabreden für den nächsten Morgen noch einen Treffpunkt im Krankenhaus und ziehen dann die Tür hinter uns zu.

Als Andrea und ich aus dem Treppenhaus getreten sind und in der Kälte der Nacht stehen, bewegen uns die gleichen Gedanken. Von einer Sekunde auf die andere ist das Leben vorbei. Ohne Vorwarnung. Selbst wenn man direkt einem Arzt in die Arme fällt. Es gibt keine Sicherheit. Auch unser Leben ist nicht gefeit vor Schicksalsschlägen. Tun wir also besser die Dinge und verbringen Zeit mit den Menschen, die uns erfüllen und glücklich machen, bevor es zu spät dafür ist. Von allem anderen dürfen wir uns verabschieden. Wir müssen nicht die Erwartungen von anderen erfüllen. Dingen nachstreben, die uns nicht wirklich wichtig sind. Finden wir heraus, was uns guttut, und haben wir den Mut danach zu leben.

»Fahr vorsichtig«, sagt Andrea, wir drücken uns und gehen dann zu unseren Autos.

Am nächsten Morgen fahre ich eine Stunde vor dem geplanten Treffen zum Krankenhaus. Andrea hat noch in der Nacht alles organisiert und wird bei der Verabschiedung nicht dabei sein. Sie lernt gerade für ihre Examensprüfungen und ist dankbar für jede Stunde, die sie sich dafür freinehmen kann.

Ich werde bereits erwartet, und am Empfang sagt man mir, dass ich gleich von einem Mitarbeiter abgeholt werde. Ich bedanke mich, drehe mich lächelnd um und blicke direkt in das verweinte Gesicht von Frau Wagner. Da stehen sie. Alle vier. Rot geäderte Augen, verquollene Gesichter, aber aufrecht und tapfer. Bereit, sich zu verabschieden.

Nur, wohin mit ihnen? Es ist noch viel zu früh.

Ich drehe mich wieder zu der netten Dame am Empfang um, die sofort reagiert und auf eine Tür zeigt, auf der »Zutritt nur für Sanitäter« steht. Ich führe die Familie dort hinein, und wir setzen uns um einen kleinen Tisch.

»Haben Sie etwas geschlafen?«, frage ich, obwohl ich ihnen ansehen kann, dass das nicht der Fall war.

»Naja, wir hatten das Licht aus«, sagt die Witwe. Sie zittert. Draußen ist es an diesem Morgen noch recht kühl, hier drinnen wohlig warm. Sie trägt trotzdem noch immer ihre Daunenjacke und eine Mütze. »Mir geht so vieles durch den Kopf. Ich habe mir den Ordner angesehen. Wir haben alles vorbereitet.« Ihre Stimme wird ganz leise. »Falls einer von uns geht. Wir haben vorgesorgt.«

Ich verstehe. Aus der Theorie ist plötzlich bittere Realität geworden. Die Wahrhaftigkeit des Verlusts ist bei ihr angekommen. Ich drücke ihre Hand.

Ein Blick in die Runde zeigt, dass auch die Tochter ruhiger geworden ist. Sie weint nicht, beginnt sich die Jacke auszuziehen, hilft auch ihrer Mutter dabei und erzählt, dass sie ihre Mutter für die nächsten Tage bei sich zu Hause aufnehmen möchte. Sie wollen alle zusammenrücken. So hätte es der Vater gewollt. Nele schluchzt plötzlich auf. Ihr Vater greift nach ihrer Hand, doch das Mädchen ist untröstlich und lässt ihren Kopf auf den Tisch fallen.

Da ist sie. Die unsägliche Traurigkeit über den Verlust des Opas. Gestern waren wir mit ihrer Oma und ihrer Mutter beschäftigt. Nele war still und besorgt um ihre Mutter. Für sie und ihre Gefühle war in der Nacht kein Raum. Aber auch stille Trauer braucht Zuwendung.

Jetzt bricht es aus ihr heraus. Als ob die Ruhe ihrer Mutter endlich Platz für sie gemacht hat. Nele lässt los. Und wie sie loslässt. Sie beginnt schneller zu atmen. So schnell, dass sie hyperventiliert. Das kann in einer Ohnmacht enden. Und das möchte ich vermeiden.

»Hey, Nele. Du warst sehr tapfer gestern. Heute darfst du weinen und schreien. Aber versuch, nicht so schnell zu atmen.« Tatsächlich hebt sie kurz den Kopf. »Komm«, sage ich. »Wir atmen zusammen. Langsam. Noch langsamer.« Sie macht es mir nach und beruhigt sich. Ihr Vater hält sie fest im Arm.

»Haben Sie die Beruhigungsmedikamente genommen, die der Notarzt Ihnen dagelassen hat?«, frage ich. Kopfschütteln.

Gut, denke ich und weiß zugleich, dass es für Nele schwer wird. Sehr schwer. Der abrupte Verlust ist für sie unfassbar. Sie hätte es leichter gehabt, wenn der Großvater älter, krank und wenn sein Tod vorhersehbar gewesen wäre.

Es klopft an der Tür, und ein älterer Mann schaut herein. Er nickt mir zu. »Kann ich Sie einen Moment alleine lassen? Ich komme gleich wieder«, sage ich und wende mich dabei an die Witwe.

Sie atmet einmal tief ein und nickt.

Draußen vor der Tür stellt sich der Mann als Herr Radke, Mitarbeiter eines Bestattungsunternehmens, vor, der für das Krankenhaus arbeitet. Er hat alles vorbereitet.

Wir gehen in das Untergeschoss, in den Abschiedsraum. Hier begegne ich Klaus-Dieter Wagner zum ersten und letzten Mal. Jung sieht er aus. Jung geblieben für seine sechsundsechzig Jahre.

Herr Radke zupft an der weißen Decke, die über den Toten gebreitet ist. »Ist es Ihnen recht so?«

Gute Frage. »Ja. Er sieht sehr friedlich aus.« Wir stehen beide vor ihm, schauen ihn einen Moment an. »Ich hole jetzt die Familie.« Ich seufze.

»Haben Sie mal keine Angst, ich bin ja bei Ihnen. Wird schon werden.«

Ich werfe ihm einen dankbaren Blick für seine wohlmeinenden Worte zu. Aber ich ahne, dass es unsagbar traurig wird.

Minuten später hinterlässt der Anblick der jungen Nele, die sich schreiend auf ihren Opa wirft, eine Gänsehaut bei mir. Sie löst bei uns allen den Instinkt aus, sie sofort in den Arm zu nehmen. Aber das will sie nicht. Sie will nur ihren Opa zurück.

»Nein«, schreit sie. Immer wieder.

Ich halte mich im Hintergrund. Der Vater hält Nele, die Tochter ihre Mutter. Herr Radke raunt mir zu: »Die arme Kleine.«

Als die Witwe und ihre Tochter sich auf zwei Stühle setzen, nimmt der Vater Nele mit in den Nebenraum. Ich gehe ihnen hinterher.

Nele rutscht die Wand herunter und setzt sich auf den Boden. »Was soll ich denn sagen?«, flüstert der Vater mir zu.

»Nichts«, antworte ich. Nele kennt die Wahrheit. Ihr Opa ist tot. Sie hat es mit eigenen Augen gesehen, ihn angefasst und die Kälte gespürt. Dafür gibt es in diesem Moment keinen Trost.

Wir sind fast zwei Stunden bei ihm, dem Opa, dem Vater und dem geliebten Ehemann. In wechselnden Konstellationen nimmt die Familie Abschied. Mal alleine, mal zu zweit, mal alle zusammen. Sie schreien, weinen, sie streicheln ihn. Sprechen mit ihm. Danken ihm. Dann wird es ruhiger. Die Witwe spricht schließlich aus, was gesagt werden muss: »Er ist nicht mehr da. Ich bin jetzt sicher. Er hat nichts geahnt. Ich kann es sehen.«

Alle vier fassen sich an den Händen.

Wir gehen wieder nach oben. Zurück ins Leben.

»Wir hatten wundervolle Jahre«, sagt die Witwe zu mir. »Jahrzehnte. Ich wünschte nur, es wären noch viel mehr gewesen.«

Wir verabschieden uns.

Dann gehe ich noch einmal zurück, um mich auch bei Herrn Radke zu bedanken. Schließlich hat er sich viel Zeit genommen. Er streicht sich über seine verschwitzte Stirn.

»Das war schwer. So ein Elend. Wie halten Sie das aus?«, fragt er.

»Aushalten? Wir haben doch den einfachen Part«, antworte ich. »Wir haben niemanden verloren. Wir haben Demut vor dem Leben gewonnen.« Ich lächle ihm zu.

Als ich das Gebäude verlasse und zu meinem Auto gehe, scheint die Sonne. Ich komme an den Blumenbeeten voller roter Tulpen vorbei und halte inne.

Die Angst fährt immer mit

Als mein Telefon an diesem Tag die KIT-Melodie spielt, rechne ich nur mit einer kurzen Nachfrage zu dem Einsatz, den ich gerade beendet habe. Ein Mann war in seinem Wohnzimmer zusammengebrochen und gestorben, die Ehefrau war vollkommen hilflos und überfordert gewesen. Trotzdem blieb es ein kurzer Einsatz, denn als das soziale Netz der Frau alarmiert war, bekam sie gute und liebevolle Unterstützung.

»Gibt es noch etwas zu regeln?«, frage ich, nachdem ich den Hörer abgenommen hatte.

Ich irre mich.

Die Leitstelle berichtet über einen Motorradunfall. Daniel Unger sei vermutlich wie jeden Morgen aus dem Umland auf seiner Kawasaki nach Hamburg zur Arbeit gefahren. Er sei schnell, aber nicht zu schnell gefahren.

Am Rand der Straße hätten Autos geparkt. Eines sei plötzlich ausgeschert. Der PKW-Fahrer habe wenden wollen, über alle Spuren und die durchgezogene weiße Linie. Obwohl es früh am Morgen und kaum Verkehr gewesen sei, habe der Fahrer Daniel übersehen. Sie seien zusammengestoßen. Daniel sei durch die Luft geflogen, habe einen Salto geschlagen und sei dann so hart auf der Straße aufgeprallt, dass er noch am Unfallort verstorben war.

Er war nur dreiunddreißig Jahre alt geworden.

Ich unterbreche den Monolog der Leitstelle nicht. Die Disponentin scheint berührt von der Geschichte. Ihre Stimme klingt seltsam belegt. Ich erlebe es nie, dass die Leitstelle so viele Informationen hat. Sie muss sich länger mit der Polizei unterhalten haben. Die bittet nun um Unterstützung. Die Ehefrau sei mit ihrer Mutter auf dem Weg ins Institut für Rechtsmedizin. Ob ich der Familie beistehen kann?

Nachdenklich sichere ich der Disponentin meinen Rückruf zu und wähle die Nummer der Polizei.

Der Wachhabende des zuständigen Polizeikommissariats gibt mir ein Aktenzeichen, das ich an die Familie weitergeben soll, und er macht das Angebot, dass sie jederzeit vorbeikommen könnten, um die Geldbörse und den Helm von Daniel abzuholen. Weitere private Sachen gebe es nicht. Die Leiche Daniels sei noch nicht von der Staatsanwaltschaft freigegeben worden, fährt der Polizist am Telefon fort, da gegen den Unfallfahrer ermittelt werde. Dieser liege mit einem Schock im Krankenhaus.

Ich lasse mir die Telefonnummer der Schwiegermutter geben. Ich verabrede mich mit ihr und ihrer Tochter vor der Rechtsmedizin. Sie klingt gefasst. Doch zwischen den einzelnen Sätzen muss sie um Luft ringen. Ich merke ihr an, dass jedes Wort eine Anstrengung ist.

Ich fahre den kurzen Weg in die Rechtsmedizin mit veränderter Wahrnehmung. Ich sehe viele Pärchen, die Hand in Hand an der Alster spazierengehen. Die Mutter, die mit einem glücklichen Lächeln auf dem Gesicht den Kinderwagen vor sich herschiebt, die Sonne, die scheint, als ob es für alle Menschen der schönste Tag des Jahres werden soll.

Nur nicht für Daniels Frau und seine Familie.

Im Verabschiedungsraum der Rechtsmedizin stehe ich mit der diensthabenden Ärztin vor Daniel. Er sieht aus, als schliefe er. Sein Gesicht ist unversehrt. Auch der Rest des Körpers, es gebe nur ein paar Abschürfungen an einer Hand, berichtet die Ärztin. Wie ist das möglich?

Sie zuckt die Schultern. »Er war gut geschützt gekleidet, Helm … er hat alles richtig gemacht.« »Dann hatte er massive innere Verletzungen?« frage ich. »Ja, wahrscheinlich. Wir müssen warten, ob die Staatsanwaltschaft eine Obduktion anordnet«, sagt sie und wendet sich ab.

Etwas später warte ich am Empfang auf die Ehefrau und deren Mutter. Sie kommen Hand in Hand den kleinen Weg von der Straße hinauf.

Es ist heiß. Die Vögel zwitschern. Alles scheint unwirklich.

Die Ehefrau trägt ein Sommerkleid und sieht unglaublich jung und zerbrechlich aus. Sie sieht mich aus weit aufgerissenen und leeren Augen an.

»Er ist tot? Er fährt zur Arbeit und kommt nicht zurück?«, fragt sie. Sie wollte die magischen Worte von mir hören. Die Worte, die alles wieder gut machen. Aber es war so einfach und furchtbar, wie sie es gesagt hatte.

Und wie so viele andere sagt sie, dass sie nicht glaubt, dass ihr Mann tot ist. Und doch lese ich in ihren Augen die Frage, wie es für sie weitergehen soll. Wie soll sie jetzt weiterleben? Wie soll ihre Tochter ohne ihren Vater aufwachsen?

Sie beginnt zu erzählen, dass sie gerade erst ein Haus gebaut haben. In der Nähe der Eltern. Oma und Opa hätten so einen Narren an ihrem Enkelkind gefressen. Das sei schön, denn so hätten Daniel und sie auch mal ein paar Stunden nur für sich. Das Motorradfahren … das wollte er nach dem Sommer aufgeben. Seinem Kind zuliebe. Er liebte seine Maschine, er war ein sicherer Fahrer. Aber die Angst, dass ein Autofahrer einen Fahrfehler machte, die fuhr immer mit. Er wollte das nicht mehr.

Alles hatte gerade erst begonnen. Sie hatten noch viel vor. Pläne. Träume.

Und jetzt sollte er nie wieder nach Hause kommen?

Das durfte nicht sein. Sie waren seit ihrem sechzehnten Lebensjahr ein Paar. Sie hatten sich schon in der Schule ineinander verliebt.

Sie will keinen anderen Mann. Sie will Daniel.

Wir machen uns auf den Weg, gehen die Stufen hinab zu ihm. Er ist es wirklich. Sie ist fassungslos. Sie spricht mit ihm. Fragt ihn, was passiert ist. Warum er hier liegt und nicht im Büro ist. Dort wollte er doch hin. Sie hat vergessen ihm zu sagen, dass er Milch mitbringen soll. Sie will Milchreis kochen. Den liebt er doch so sehr. Mit frischen Erdbeeren.

Sie beginnt zu weinen.

Sie habe ihm noch lange nicht alles gesagt, was sie ihm im Leben sagen wollte.

Sie habe noch so viel mit ihm erleben wollen.

Er könne nicht einfach gehen und sie zurücklassen.

Ihre Mutter und ich wischen uns die Tränen aus dem Gesicht.

Später sitzen wir wieder im Wartebereich des Instituts.

Sie kauert auf dem Stuhl. Sie weint nicht mehr, sie stellt Fragen. Will wissen, was passiert ist. Wie es passiert ist. Wer ihn zuletzt gesprochen hat. Ob sofort Hilfe da war. Ob er noch etwas gesagt hat.

Ich versuche, ihre Fragen, so gut ich es kann, zu beantworten, verweise aber auch auf die Polizei. Sie will zum Polizeikommissariat, um mit den ermittelnden Beamten zu sprechen. Sie will alle Details. Jede einzelne Information, die sie bekommen kann, vielleicht kann etwas ihr Trost spenden.

Und nein, sie möchte nicht, dass ich mitkomme.

Ich bin der Halt am Totenbett ihres Mannes.

Im Leben muss sie sich selber halten.

Zu jung …

»Ich bin zu jung für solchen Scheiß!«

Der verzweifelte Satz aus dem blassen Gesicht einer Zwanzigjährigen brachte die Katastrophe auf den Punkt.

Sie war zu jung für den Tod.

Zwanzig Jahre. Es ist kein Alter, um mit ihm in Berührung zu kommen. Das ist kein Alter, um ihm von der Schippe zu springen und dabei das vielleicht Wichtigste zu verlieren, was sie in ihrem kurzen Leben gehabt hatte: ihren Ehemann. Ihn, den sie liebte und der sie liebte.

In diesem Moment durfte *das* nicht wahr sein, es konnte nicht stimmen, sie glaubte es nicht …

Sie lebte. Unverletzt.

Er war tot. Gestorben, trotz einer Notoperation.

Das Paar fuhr an einem Samstagmorgen gegen zwei Uhr eine der westlichen Hauptverkehrsstraßen Hamburgs stadtauswärts. Er war nüchtern. Er saß am Steuer. Es war kaum Verkehr. Die Straßen waren trocken, der Fiat Punto brandneu. Ein fröhlicher Abend bei Freunden lag hinter ihnen. Vor ihnen ein sonniger Tag. Das passte zu ihrer unbeschwerten Laune. Sie lachten und ließen die Gespräche des Abends Revue passieren. Sie hatten keinen Grund, sich die geringsten Sorgen zu machen.

Noch ein paar Ampeln, wenige Male abbiegen, dann wären sie zu Hause. Sie strahlte ihn an und freute sich darauf, neben ihm einzuschlafen, und auf ein ausgedehntes Wochenendfrühstück nach dem Aufwachen.

Die Ampel zeigte Grün.

Sie sahen den heranrauschenden Wagen nicht. Er kam von links. Er war schnell. Viel zu schnell. Und seine Ampel war Rot. Er raste weiter. Direkt in die Fahrerseite ihres kleinen Wagens.

Was dann geschah …? Sie konnte sich nicht genau erinnern.

Es gab diesen lauten Knall. Das Drehen. Das metallische Scheppern. Die Schreie.

Ihre Schreie.

In ihren Ohren rauschte es.

Im nächsten Moment lag ihr Auto auf dem Dach.

Die Stille danach war ohrenbetäubend laut.

Sie hatte Angst. Sie schrie! Nach ihrem Mann.

Er antwortete: »Hey, Baby, ich glaube, wir hatten einen Unfall. Wie geht's dir?«

Sie war erleichtert. »Es ist etwas mit meinen Ohren. Und meine Seite tut weh. Und dir?« Sie bewegte sich ein wenig und hörte Glassplitter knirschen.

»Ist okay. Ich hab' keine Ahnung, wie wir hier rauskommen sollen.«

Irgendwann hörte sie das Signal der Rettungswagen. Es kam Hilfe. Jetzt wird alles gut, dachte sie. Nur das Frühstück wird wohl eher ein Mittagessen werden. Und wir brauchen ein neues Auto. Sie wusste nicht mehr, wie sie dann in den Rettungswagen gekommen war. Sie fragte nach ihrem Mann. Er käme in einem anderen Ambulanzwagen gleich hinterher. In dasselbe Krankenhaus. Das hatte ihr der Sanitäter versprochen. Gut. Dann könnte man sich später ein gemeinsames Taxi nehmen, hatte sie noch gedacht.

Als ich in der Notaufnahme eintreffe, warten schon zwei Schutzpolizisten auf mich.

»Gott sei Dank, dass du da bist. Sie ist nur leicht verletzt. Sie wird jetzt entlassen, und wir sollen sie nach Hause bringen. Sagst du es ihr? Kümmerst du dich um sie?«

»Sie weiß es noch nicht?«, frage ich erstaunt.

»Nein. Der Arzt meinte, wir sollten auf dich warten.« Die beiden wirken angespannt. Die Vorstellung, einer Zwanzigjährigen zu sagen, dass ihr Ehemann tot ist, und sie anschließend im Streifenwagen nach Hause zu fahren, lässt sie erschaudern.

Sie berichten, was passiert ist. Viel wissen sie nicht, sie waren nicht selbst am Unfallort. Eine erste Befragung der Frau als Zeugin hatte bereits stattgefunden.

Währenddessen hatte ihr Mann im OP noch um sein Leben gekämpft.

»Ich glaube, es ist sinnvoller, wenn ich ihr nicht mit der Polizei, sondern zusammen mit dem Arzt sage, dass ihr Mann nicht mehr lebt. Dann kann er ihr glaubhaft versichern, dass alles Menschenmögliche getan wurde, um ihren Mann zu retten.« Ich zögere. »Anschließend bringe ich sie dann nach Hause oder wohin auch immer sie möchte.«

»Das ist gut!« Ihre Gesichter wirken plötzlich gelöst.

Wer hätte diese Aufgabe nicht liebend gern abgegeben? Sie reichen mir ihre Visitenkarte für Rückfragen und verabschieden sich schnell, so als hätten sie Angst, dass ich es mir anders überlege.

Ich seufze.

Meine Aufgabe ist es jetzt, zuerst den zuständigen Arzt zu finden und anschließend das Leben des Mädchens in zehntausend Stücke zu zerschlagen, genau so fühlt es sich an.

In der Notaufnahme öffnen sie mir den Zugang und meinen lapidar, der Oberarzt sei irgendwo da drinnen. Ich solle einfach gut sichtbar im Wartebereich stehen und auf ihn warten.

Okay.

Drinnen erlebe ich eine Überraschung. Meine Vorstellung von einer Notaufnahme am Wochenende in aller Herrgottsfrühe ist: Leere.

Die Sitzplätze im Wartebereich sind auch tatsächlich frei.

Aber was machen die vielen Betten auf dem Gang?

Und was machen die offensichtlich sturzbetrunkenen Menschen darin?

Da liegt ein abgerissener Obdachloser in trauter Eintracht neben einem Mann in Nadelstreifenanzug und handgenähten Schuhen. Zwar voller Blut, aber schick.

Es stinkt.

Nach Erbrochenem. Nach Urin. Nach Kot.

Was ist hier los?

An einer Wand lehnt ein muskulöser Kerl in hellblauem Hemd, dunkelblauer Jacke und Hose und grinst mich an. Er ist nicht betrunken und hat meinen entgeisterten Gesichtsausdruck offenbar richtig gedeutet, er schlendert langsam um die Betten herum auf mich zu.

Eine Hand greift nach seiner Hose. Der Betrunkene aus dem Bett pöbelt los. Der Mann schüttelt die Hand wie nebenbei ab. »Schlaf weiter, mein Alter.« Als er vor mir steht, grinst er noch breiter.

»Tja, is' nicht das, was Sie erwartet haben, oder?«

Er ist Security-Mitarbeiter – so steht es auf seiner Jacke. Ottmar Mehlder.

»Was ist hier los?« Ich starre ihn mit offenem Mund an.

»Wochenende!«

»Aha…« Das ist doch keine Erklärung, oder? »Ich bin auf der Suche nach dem Oberarzt, der soll hier rumlaufen – aber das ist… warum liegen die Menschen auf dem Gang? Warum werden die nicht versorgt?«

»Die sind versorgt. Mehr lassen die nicht mit sich machen. Außerdem haben wir sie so alle im Blick. Wenn Sie einen Rat von mir wollen: Nicht anfassen. Jedenfalls, wenn Sie nicht angepöbelt, gebissen, getreten oder bespuckt werden wollen.«

Ich atme unwillkürlich durch den Mund.

Er bemerkt es und lacht: »Der Gestank? Die Putzfrau kommt gleich. Sie kommt andauernd.« Er sieht kurz nach unten. »Wir wuppen das schon.«

Er meint nicht die Putzfrau oder die Ärzte. Er meint seinen Begleiter.

Den habe ich bisher ungläubig ignoriert, einen artig neben seinem Herrchen sitzenden Schäferhund.

»Jasko.« In der Stimme seines Besitzers schwingt Stolz mit.

Aha.

Ich bin keine Tierexpertin, aber einen Hund in der Notaufnahme halte ich für ungewöhnlich.

»Die Suffköppe können ganz schön aggressiv werden. Geht manchmal nicht ohne Jasko. Vor dem haben sie Respekt.«

Hier bin ich also, schießt es mir durch den Kopf. Mit einem Wachhund in der Notaufnahme. Was für eine Welt.

»Der Arzt braucht noch ein Weilchen. Vernäht gerade 'ne hübsche Platzwunde. Wette drauf, dass der Kerl sofort rauswankt und direkt vorm Eingang wieder lang hinschlägt. So schnell kann der Onkel Doktor gar nicht nachnähen, wie die sich hier wat aufreißen.«

Dazu fällt mir nichts ein.

Ich muss mich kurz sammeln, dann gehe ich zum Aufnahmeschalter zurück und frage, ob ich den Verstorbenen sehen kann, da der Oberarzt noch beschäftigt ist. Ein Pfleger erklärt sich sofort bereit, mich zu einem Zimmer am Ende des Ganges zu begleiten. Schweigend öffnet er die Tür. Der Mann, den ich sehe, ist groß und seine kurzen Haare dunkelbraun. Er liegt dort, als ob er auf *sie* wartet. Sie haben ihm ein Krankenhaushemd angezogen. Er ist intubiert und ein Zugang steckt in seinem Handrücken.

Das macht nichts.

Das Zimmer geht nach hinten raus ins Grüne. Der Morgen dämmert. Das Fenster ist leicht geöffnet. Die Vögel zwitschern. Hier drinnen ist es sonst ganz still.

Abschiednehmen in einer Atmosphäre, die uns keine

Angst macht, ist wichtig für die Angehörigen. Die Umgebung soll sie nicht ablenken von ihren Gefühlen. Der Schmerz ist nicht zu umgehen. Sie müssen durch ihn hindurch. Er ist wichtig. Schmerz ist ein Teil des Lebens. Er ist auf eine für uns unverständliche Art wertvoll. Er hilft, unsere Erinnerungen zu vervollständigen. Er hilft, das Unvorstellbare zu realisieren.

»Ihr könnt bleiben, solange ihr wollt. Sag mir nur Bescheid, wenn ihr fertig seid. Ich bringe ihn dann in die Pathologie«, sagt der Krankenpfleger.

»Danke.« Es herrscht kurz Stille, in der wir beide unseren Gedanken nachhängen, während wir auf den Toten schauen.

»Waren die beiden schon lange ein Paar?«

»Sogar verheiratet …«

Der Krankenpfleger sieht auf seine eigene Hand mit dem Goldring. »Mist!«, sagt er, hält kurz inne und verlässt dann den Raum.

Ich bleibe noch einen Moment und versuche mir vorzustellen, wie der Mann, der vor mir liegt, vor ein paar Stunden noch fröhlich sein Leben genossen hat. Das macht mich traurig. Ich muss es ihr sagen. Jetzt.

Als ich die Tür hinter mir schließe, kommt ein Arzt auf mich zu, das muss der Oberarzt sein. »Sie kommen wegen Frau Müller?«

Ich nicke. Und frage, ob er mit mir die Todesnachricht überbringen kann.

Er schluckt, nickt und guckt mich fragend an. »Lassen

Sie uns das vorher noch mal kurz durchsprechen, in Ordnung?!«

Wir ziehen uns in eine Ecke zurück, in der offenbar sonst die Ärzte eine schnelle Tasse Kaffee trinken. Auch er fühlt sich auf eine solche Situation nicht besonders gut vorbereitet, das ist bei vielen Ärzten so. Natürlich habe er Familien schon manchmal sagen müssen, dass ein Angehöriger verstorben sei. Aber leicht sei ihm das nie gefallen und es sei etwas anderes, ob jemand vorher krank war oder operiert wurde oder ob ein junger Mann bei einem Autounfall ums Leben kommt und er seine Ehefrau darüber informieren solle. Ich verstehe ihn, und wir beschließen eine Rollenteilung vorzunehmen. Er überbringt die schreckliche Nachricht und kann dann Fragen zur OP beantworten. Anschließend kann er an mich weitergeben und gehen. Ihm gefällt seine Rolle nicht, das merke ich. Aber er versteht, warum es sinnvoll ist, das er die schicksalhaften Worte ausspricht.

Ich zögere, natürlich bin ich auch aufgeregt. »... Und bitte nicht hinter Fachwörtern verstecken... Sie wird außerdem auf dem Bett liegen, also setzen wir uns. Wir stehen nicht, weil wir dann zu mächtig wirken würden... Und keine verschränkten Arme...«

»Ich bin doch kein grober Klotz«, mault er.

Ich lächle ihn an. »Das habe ich schon gemerkt.«

Wir machen uns auf den Weg, den Gang entlang. Er bleibt vor einer der Türen zu den Zimmern stehen, atmet tief durch und öffnet sie. Eine junge Frau mit langen blonden

Haaren, die zu einem Zopf geflochten sind, liegt auf dem Bett, die Augen geschlossen. Sie liegt in Jeans und T-Shirt da, ohne Decke.

Schutzlos.

Neben dem Bett stehen ihre Schuhe ordentlich aufgestellt.

Der Oberarzt zieht zwei Stühle neben ihr Bett. Sie öffnet die Augen. Wir setzen uns und lassen sie kurz zu sich kommen. Er beginnt zu sprechen. Mit leiser, aber fester Stimme, klar und deutlich.

Sie versteht ihn nicht.

Er wiederholt das Gesagte in kurzen Sätzen. »Ihr Mann hatte schwerste innere Verletzungen. Er starb während der Operation. Sein Herz und seine Lunge waren gequetscht und gerissen.«

Sie starrt ihn an.

»Das ist Frau Doktor Mundt, eine Psychologin, sie ist für Sie da.«

Sie starrt weiter. Atmet heftig.

Sein Blick fragt mich, ob er gehen kann. Ich nicke kurz.

Er steht auf, drückt ihr die Hand. »Mein herzliches Beileid.«

Ihre Augen verdunkeln sich. Das Flackern sagt mir, dass die Nachricht zumindest verstandesmäßig bei ihr angekommen ist. Es ist ein wütender Blick. Der unerträgliche Schmerz dahinter gibt sich nur langsam zu erkennen.

»Ich bin zu jung für solchen Scheiß«, motzt sie mich an. Die Stirn gerunzelt, den Unterkiefer vorgeschoben, die Fäuste geballt. Der verzweifelte Satz aus dem Mund einer Zwanzigjährigen.

Sie hat Recht. Also nicke ich.

Sie schlägt sich mit den Fäusten auf die Oberschenkel. Dann beginnt sie zu schluchzen.

Sie lässt zu, dass ich ihre Hand halte.

Lässt mich an ihrer Not teilhaben. Sie hat die Kontrolle über ihr Leben verloren. Was kann ich ihr Tröstliches sagen?

Nichts.

Es gibt keinen Trost für sie. Vielleicht etwas Unterstützung. Ich halte nicht nur die Verzweiflung der Frau, sondern auch meine eigene Hilflosigkeit aus. Ich ertrage das Schweigen und die nicht versiegenden Tränen.

Es ist auszuhalten.

Man kann helfen, die Last zu tragen.

Ohne die »richtigen« Worte.

Mit dem Herzen und der Hand.

Später frage ich, ob sie ihren Mann sehen möchte. Ich hatte zuvor die Möglichkeit der Verabschiedung mit dem Oberarzt besprochen, doch ihr nicht sofort angeboten. Alles braucht seine Zeit. Den richtigen Moment. Der scheint mir nun gekommen zu sein. Sie nickt. Noch immer sprachlos vor Entsetzen. Die Hand vor den Mund gepresst. Der Blick trotzig. Der Mut in der Verzweiflung. »Ja, ich will ihn sehen.«

Und doch trifft sie die Verzweiflung wie ein Schlag, als wir das Zimmer betreten, in dem ihr Mann liegt. Sie weint laut, dann umarmt sie ihn und legt sich zu ihm auf die Liege, so gut es geht. Sie schmiegt sich ganz fest an ihn.

Sie sind wieder zu zweit. Ich existiere in diesem Moment nicht und ziehe mich an die Tür zurück. Ich wage es nicht, den Raum zu verlassen. Sie könnte einen Schwächeanfall erleiden. Schließlich hat sie gerade den wichtigsten Menschen in ihrem Leben verloren und einen schweren Verkehrsunfall überlebt.

Ich kann nicht verstehen, worüber sie mit ihm spricht, aber es müssen zärtliche Worte sein. Sie streichelt ihn. Küsst ihn. Für einen Moment sind sie wieder ein Paar. Ein letztes Mal.

Später fragt sie mich: »Ich hab doch nur ihn. Wer bringt ihn mir zurück?«

Niemand.

Sie erzählt, dass sie keinen Kontakt mehr zu ihren Eltern hat. Seit Jahren nicht. Sie hätten sich immer mehr für den Alkohol interessiert als für sie. Andere Verwandte habe sie nicht. Aber Freunde. Ihre Telefonnummern hat sie im Handy und nicht im Kopf. Das Telefon liegt irgendwo im Unfallwagen, in ihrer Handtasche.

Ich suche die Karte der beiden Polizisten von heute Morgen heraus und rufe sie an. Sie versprechen, sich sofort um die Handtasche zu kümmern und mich zurückzurufen, wenn sie sie gefunden haben.

»Wie geht es denn jetzt weiter?«, fragt sie.

Wir sprechen in der nächsten halben Stunde darüber, wie es ihr vermutlich in den nächsten Tagen und Wochen gehen wird. Welche Symptome auftreten könnten und was sie bedeuten. Wir überlegen, wen sie bei sich haben möchte und welche Unterstützung vielleicht hilfreich sein könnte. Ich nenne ihr eine gute Beratungsstelle, die ihr therapeutische Gespräche anbieten kann. Wenn sie möchte, besorge ich ihr auch direkt einen Therapieplatz bei einem Traumatherapeuten. Sie hat Schreckliches überlebt.

Sie wird darüber nachdenken müssen.

Dann möchte sie zu einer Freundin. Nur nicht alleine zu Hause sein.

Ein Polizist bringt ihr kaputtes Handy und das Portemonnaie vorbei. Sie wurden auf der Straße gefunden.

Die Handtasche mit den Haustürschlüsseln haben sie in dem vollkommen zerstörten Auto nicht finden können.

Exkurs: Abschiednehmen von den Verstorbenen

Wenn Menschen die Nachricht vom plötzlichen Tod eines wichtigen Menschen von der Polizei gehört haben, setzt erst ganz langsam ein Prozess des wahren Begreifens ein. Die Nachricht selber scheint häufig so unwirklich, dass die Betroffenen sie zunächst nicht glauben können. Sie müssen sich mit eigenen Augen, Ohren und Händen davon überzeugen, dass jemand wirklich tot ist.

Die Betroffenen haben in den geschilderten, sehr bewegenden Abschiednahmen unterschiedlich reagiert. Eines war ihnen gemeinsam: Sie brauchten die Zeit, den Verlust des geliebten Familienmitglieds oder Partners, tatsächlich zu begreifen. Erst der konkrete Anblick, das Anfassen, Ansprechen und die fehlende Reaktion des anderen ließ sie die Realität sicher verstehen.

Auch die Bedingungen für dieses letzte Zusammentreffen sind sehr unterschiedlich.

Wenn ein Mensch in Deutschland stirbt, stellen Ärzte einen Totenschein aus. Bei einem plötzlichen und unerwarteten Tod kommt diesem Totenschein eine besondere Bedeutung zu. Er entscheidet darüber, ob in Folge des Todes dieser Person die Polizei eingeschaltet wird oder nicht. Stirbt jemand im häuslichen Umfeld und bescheinigt der Arzt, der Hausarzt beispielsweise, eine natürliche Todesart, weil er den Verstorbenen lange als Patienten kannte und eine Vorerkrankung ihn das Leben gekostet hat, dann darf der Verstorbene, laut Bestattungsgesetz, sechsunddreißig Stunden in der Obhut seiner Angehörigen bleiben. In diesem Fall ist die Polizei nicht zuständig, und die Angehörigen können in aller Ruhe und in vertrauter Umgebung letzte Stunden mit dem Verstorbenen verbringen, bevor ein Bestattungsinstitut ihn abholt.

Wird durch den Arzt jedoch eine ungeklärte Todesart, ein nicht natürlicher Tod, bescheinigt oder ist der Tote unbekannt, wird automatisch die Polizei verständigt. Das trifft auf ungefähr fünf Prozent der Todesfälle zu. Der Schutzpolizist vor Ort sichert den »Tatort« und alarmiert das Fachkommissariat für Tötungsdelikte und Todesermittlungen im LKA, welches dann die weiteren Ermittlungen übernimmt. Die Verstorbenen werden in das Institut für Rechtsmedizin der Universitätsklinik überführt, wo die Todesursache ermittelt wird. Nun können die Angehörigen nicht mehr ohne weiteres zu den Verstorbenen.

Das KIT versucht daher für die Angehörigen, die wir nach einem plötzlichen Todesfall einer Person betreuen, eine Verabschiedung in der Rechtsmedizin zu initiieren. Wir kooperieren eng mit den Mitarbeitern dort, und sie wissen, wenn das KIT anruft, um eine Abschiednahme zu erbitten – und sei es mitten in der Nacht –, dann handelt es sich um einen Notfall. Sieben Tage die Woche, rund um die Uhr.

Bevor ich mit den Angehörigen zu den Verstorbenen

gehe, schaue ich mir den Leichnam erst einmal alleine an. Ich gehe vom Wartebereich des Instituts über eine Treppe direkt in den Abschiedsraum. Dieses kleine Zimmer ist in einem warmen Orangeton gestrichen, und in der Mitte wird der Verstorbene aufgebahrt. Es ist ein friedlicher Raum.

Und nein, wenn die Angehörigen kommen, liegt der Verstorbene nicht in einem Obduktionsraum oder in einem Kühlfach, welches dann klirrend geöffnet wird, um die Bahre ratternd herauszuziehen. Dieses Szenario gehört in den *Tatort* und hat mit der Realität nichts zu tun. Der Zugang zu den Kühlkammern und Sektionsräumen wäre weder emotional noch aus hygienischen Gründen für irgendjemanden zumutbar. Er ist durch einen zweiten Ausgang des Abschiedsraumes zu erreichen, der jedoch keine Türklinke hat und nur mit einem Schlüssel geöffnet werden kann.

Es ist wichtig für mich, den Verstorbenen zunächst alleine anzuschauen. Ich möchte mich an den Anblick gewöhnen, um meine eigenen Gefühle sortieren zu können. Und ich muss den Angehörigen das Aussehen beschreiben können, damit sie wissen, was sie erwartet. Nach diesem kurzen Moment, in dem ich die Toten in Augenschein nehmen konnte, bietet sich mir die Gelegenheit, mit dem Arzt zu beratschlagen, welche Verletzungen besser abgedeckt werden sollten und welche sichtbar bleiben können. Ob die Hände über der weißen Decke liegen sollten oder doch besser darunter. Ich zupfe ein letztes Mal das weiße Leinenhemd gerade, das die meisten Verstorbenen tragen.

Mir macht es nicht allzu viel aus, die Verstorbenen anzuschauen. Sie lösen Gefühle von Traurigkeit oder Mitgefühl in mir aus, aber keine Angst oder Ekel.

Ich habe Angst vor dem Tod – nicht vor den Toten.

Wieder oben im Wartebereich angekommen versuche ich die Angst der Angehörigen zu mildern, indem ich ihnen erkläre, was sie erwartet. Ich beschreibe kurz den Raum und den Anblick des Verstorbenen. Ich erkläre, welche Verletzungen zu sehen sind und ob ein Tubus oder Infusionszugänge liegen. Wenn sich die Angehörigen vorher ein wenig auf den Anblick gefasst machen können, lenken sie diese äußeren Details später nicht mehr ab. Sie sehen in erster Linie ihren lieben Menschen – nicht die Hautabschürfungen oder Leichenflecken.

Und dann gehen wir nach unten.

Ich versuche, den Angehörigen eine Brücke zwischen dem unfassbaren Tod und dem Verstorbenen zu sein. Ich biete mich an, den Weg vom irrealen Unglück zum realen Anblick zu begleiten. Ich stütze, halte und mache Mut, diesen schweren Gang aus dem schützenden Nebel der Ungläubigkeit in die harte Realität anzutreten. Erst danach ist der Beginn eines Verstehens des Verlustes möglich.

Ab und zu werde ich gefragt, wie lange eine Verabschiedung dauert. Ich kann nur sagen: So lange es eben dauert. Manchmal zehn Minuten, manchmal eine Stunde.

Der Schmerz, den die Angehörigen ertragen müssen, hält unter Umständen jahrelang an. In diesen ersten Momenten des Begreifens braucht jeder Raum und Zeit für seine Gefühle. Ich helfe ihnen dabei, diese Gefühle erst einmal zuzulassen, denn sie kommen nicht um sie herum. Sie sollen ihre Gefühle nicht verstecken müssen. Auch wenn das vielleicht unbequem für die Umwelt ist, verunsichern oder hilflos machen kann. Das macht nichts. Das können wir aushalten. Gefühle sind wie Wellen, die alles mit sich reißen, die heranrollen, sich auftürmen, die brechen und schließlich an ein Ufer branden. Manchmal kommt dann schon die nächste Welle, aber irgendwann nimmt jedes Gefühl an Intensität ab – und sei es aus Erschöpfung. Manchmal brauchen Menschen Hilfe, um ihre Gefühle zu spüren, auszudrücken und so weit abebben zu lassen, dass sie damit umgehen können.

Seien wir der Fels in der Brandung.

Übrigens gehört es auch ins Reich der Sagen und Fabeln, dass Angehörige die Verstorbenen identifizieren müssen.

Das ist eine hoheitliche Aufgabe der Polizei und wäre niemandem sonst zuzumuten. Was, wenn es tatsächlich ein Irrtum und der Verstorbene gar nicht der geliebte Ehemann ist? Wie wollte man eine solche psychische Erschütterung auffangen? Oder wenn die liebende Mutter strikt verneinen würde, dass das tote kleine Mädchen, das dort liegt, ihre Tochter ist. Ist sie es dann wirklich nicht?

Nein, die Identität der Verstorbenen ist im Vorfeld so weit als nur irgend möglich geklärt, ansonsten muss die Polizei weiteren Anhaltspunkten nachspüren, um Gewissheit zu erlangen. Erst dann dürfen sich Angehörige verabschieden. So können zum Beispiel auffällige Merkmale wie Tattoos oder Narben, aber auch Fotos oder mitgeführte Gegenstände zur Identifizierung herangezogen werden.

In ganz schwierigen Fällen werden auch Fingerabdrücke, der Zahnstatus oder ein DNA-Test zur Analyse herangezogen.

Menschen, die ihre geliebten Angehörigen durch einen plötzlichen Tod verlieren, können meistens nicht sofort glauben, dass er nicht mehr lebt. Sie müssen sich vergewissern. Es gab kein Vorbereiten auf den Tod. Kein Ahnen, dass die gemeinsame Zeit zu Ende geht. Keine Vorbereitung auf den Verlust. Wenn der Tod jemanden plötzlich und unverhofft aus dem Leben reißt, zerreißt auch in den Angehörigen etwas. Diese Wunde kann nicht heilen, wenn auch nur die kleinste Unsicherheit darüber bestehen bleibt, ob der geliebte Partner oder das Kind wirklich tot ist. Man glaubt vielleicht doch noch an ein Wunder. Die Menschen wissen, dass die Polizei sie mit der Überbringung einer Todesnachricht nicht anlügt oder sich einen schlechten Scherz erlaubt. Sie haben die verstandesmäßige Einsicht. Ihr Gefühl hingegen sagt ihnen, dass das Berichtete nicht stimmt.

Kopf und Bauch befinden sich im Widerstreit.

Denken Sie nur daran, wie grausam es für Menschen ist, deren Angehörige vermisst werden. Sie alle sehnen sich danach, Gewissheit zu haben. Emotionale Gewissheit. Erst dann können sie beginnen zu trauern.

Wer trauert, muss die Realität des Todes möglichst mit allen Sinnen be-greifen – die erkaltete Hand spüren, den Geruch wahrnehmen, der nach einiger Zeit von der Leiche ausgeht, den Verstorbenen ansehen, ihn streicheln und küssen.

»Behalten Sie ihn so in Erinnerung, wie Sie ihn kannten«, oder: »Behalten Sie ihn lebendig in Erinnerung« – diese Aussagen sind zwar gut gemeint, doch sind sie für nahe Angehörige selten richtig. Das Aussehen des Verstorbenen ist eine wichtige Erinnerung. Ein Irrtum darüber, ob derjenige nicht doch noch lebt, ist dann ausgeschlossen. Er kommt nicht zurück, es ist unmöglich. Er ist tot. Dieses Bild überschreibt nicht die Erinnerungen an den lebendigen Menschen. Aber sie ergänzt unsere Erinnerung sozusagen als Brücke zwischen dem Lebenden und dem Tod. Wenn uns dieses Bild fehlt, kann das darüber hinaus auch belastende Angstphantasien schüren in dem Versuch sich vorzustellen, was dem geliebten Menschen wohl genau zugestoßen ist und wie er wohl ausgesehen haben mag, nachdem er gestorben ist. Hat die Polizei vielleicht etwas verschwiegen?

Der Anblick eines Verstorbenen ist schwer! Aber die Zurückbleibenden sehen keinen Fremden, sie sehen einen der wichtigsten Menschen in ihrem Leben. Sie sehen ihn mit dem Gefühl der Liebe und Zuneigung an.

Vertrauen wir nahen Angehörigen, dass sie selbst entscheiden können, wie viel sie sich zumuten möchten, nachdem sie genau informiert wurden.

Wenn jemand eine Verabschiedung nicht möchte, muss er sich nicht erklären. Wer sich nicht entscheiden kann, den erinnere ich, dass er ein paar Tage später die Verabschiedung beim Bestatter nachholen kann. Dann allerdings ohne KIT-Begleitung, denn wir sind vielleicht schon wieder bei einer anderen Familie im Einsatz.

Es gibt auch Ausnahmen, bei denen eine Verabschiedung nicht mehr möglich ist. Das kann beispielsweise bei Verwesung der Leiche, bei Feuer- oder Wasserleichen der Fall sein.

Ich möchte Ihnen von einer Begebenheit berichten, die mich sehr anrührte: Ein Mädchen verunglückte beim Schwimmen in einem See und galt als vermisst. Trotz intensiver Bemühungen von Polizei- und Feuerwehrtauchern konnte sie nicht geborgen werden. Nach einer Woche wurde ihre Leiche entdeckt. Konnte man den Eltern und ihrem achtjährigen Bruder zumuten, von ihr Abschied zu nehmen? In der Regel ist ein Mensch, der eine Woche im Wasser gelegen hat, so verunstaltet, dass man ihn kaum erkennen kann.

Eine Kollegin von mir fuhr in die Rechtsmedizin, um sich das Kind anzusehen. Es war ein kleines Wunder: Sie war nicht aufgedunsen, nicht verunstaltet. Sie roch ein wenig modrig, und die organischen Zersetzungsprozesse hatten ihre Haut an einigen Stellen etwas grün verfärbt. Mehr nicht. Aber auch nicht weniger.

Wir entschieden uns dafür, der Familie das Angebot einer Verabschiedung zu machen. Und sie waren sofort entschlossen, ihre Tochter zu sehen. Sie hatten gewusst, dass es nur eine Frage der Zeit gewesen war, bis das Wasser ihr Mädchen wieder freigab, doch die Tage der Ungewissheit waren unendlich hart gewesen, und sie wollten sicher sein, dass es ihr Kind, ihre Enkelin und ihre Schwester war, die gefunden worden war.

Während meine Kollegin zunächst mit den Eltern im Verabschiedungsraum war, erklärte ich der Großmutter und dem Bruder, was sie erwarten würde. Der Achtjährige hatte einen Teddy mitgebracht, der sollte für seine Schwester sein, und er wollte ihr den Teddy unbedingt selber geben. Niemand sonst könnte ihr den Teddy *richtig* in den Arm legen.

Als wir dann vor ihr standen, war der Bruder sehr ruhig, gefasst und ... ja, fast neugierig. Er schaute sich alles ganz genau an. Er wollte sich ganz sicher sein, dass es seine Schwester war. Er sprach mit ihr ... und er legte ihr den Teddy in den Arm. Dann drehte er sich zu mir um, und ich verstand, dass er wieder zu seinen Eltern hochgehen wollte.

Oben angekommen stürzte die Mutter auf ihn zu und wollte ihn beschützend umarmen, doch sie stoppte abrupt bei seinen Worten: »Hast du das gesehen, Mami? Die Lucy ist ganz grün im Gesicht. Das ist schön.«

Die Mutter stutzte.

»Erinnerst du dich nicht? Grün ist doch ihre Lieblingsfarbe. Wie ihre Halloween-Maske. Die grüne, weißt du? Die hat sie so geliebt. Nun braucht sie gar keine Maske mehr.«

Ja, das hatte die Mutter vergessen. Grün war die Lieblingsfarbe ihres Kindes gewesen.

Der Bruder hatte inmitten der Tragik die tröstlichsten aller Worte gefunden.

Auch Kinder dürfen Abschied nehmen. Sie trauern anders als Erwachsene und gehen je nach Altersstufe sehr unterschiedlich mit ihren Gefühlen um. Manchmal ist es für Kinder auch einfacher, denn sie haben, wenn sie jünger sind, noch kein ausgeprägtes Todesverständnis. Für Kinder ist es wichtig ernst genommen zu werden und Informationen zu bekommen, die ihrem Alter entsprechen. Das heißt, dass man ihnen die Situation versuchen muss so zu erklären, dass sie sie verstehen können.

Und man muss den Kindern helfen zu entscheiden, ob sie den Verstorbenen sehen möchten oder nicht. Sprechen wir mit den Kindern, klären wir sie darüber auf, was passiert ist. Gerade jüngere verstehen sonst nicht, dass der Opa tot ist und nicht wiederkommt. Sie warten auf ihn. Lassen wir die Kinder nicht allein, nur weil sie nicht alles verstehen. Haben wir Zeit, Ruhe, Erklärungen und Verständnis für die Reaktionen und Bedürfnisse der Kleinen.

Wenn deine Eltern sterben, verlierst du deine Vergangenheit.
Wenn dein Kind stirbt, verlierst du deine Zukunft.
Elliot Luby

KAPITEL 3
Einsätze mit Kindern

Einsätze mit Kindern sind immer etwas ganz Besonderes. So wie der Bruder um die kleine Lucy trauerte und doch geradezu fröhlich-tröstliche Worte fand, so berühren uns diese Worte ungleich tiefer, als wenn ein Erwachsener sie ausgesprochen hätte.

Es gibt viele Momente im Leben, in denen wir Kinder vor allen schmerzlichen Gefühlen schützen möchten – und es doch nicht können. Kinder können ihre Eltern oder Geschwister verlieren und müssen um sie trauern lernen. Kinder sind vielleicht Überlebende einer Katastrophe und überfordert und untröstlich. Im denkbar schlimmsten Fall sterben Kinder und lassen uns hilflos und entsetzt zurück.

Unser Mitgefühl für die Kleinsten und Verletzlichsten unserer Gesellschaft ist grenzenlos, denn ihre Kinderseele ist noch viel zerbrechlicher als die der Erwachsenen. Wir wollen sie vor dem Tod bewahren. Denn, wenn nicht mal wir Erwachsenen den Tod richtig verstehen, wie sollen dann Kinder dazu in der Lage sein?

Aber wir können Kinder nicht vor Schicksalsschlägen bewahren, nicht vor dem Verlust einer geliebten Person und manches Mal nicht einmal vor dem eigenen Tod.

Vielleicht ist es für sie sogar einfacher, sich mit diesem schwierigen Lebensthema auseinanderzusetzen, lange bevor sie sich mit der eigenen Sterblichkeit konfrontiert haben? Vielleicht sind wir Erwachsenen es, die sich viel schwerer damit tun?

Manchmal wissen wir einfach nicht, wie wir mit Kindern, die einen tragischen Verlust erlitten haben, sprechen sollen. Wie wir damit umgehen sollen, wenn sie nicht mit uns reden möchten oder es vielleicht noch gar nicht können. Kinder haben noch kein klares analytisches Denken, haben noch keinen Begriff von der Zukunft, und sie haben keinen Erfahrungsschatz aus ihrer Vergangenheit, auf den sie zurückgreifen können. Sie sind schutzlos und nackt. Und so reagieren sie auch auf uns.

Manchmal sind die Kinder ruhig und zurückgezogen. Ihnen fehlen im wahrsten Sinne die Worte für das, was sie gerade erleben. Manchmal sind sie auch umwerfend klug und ehrlich. Auch ihre Trauer kann ganz verschieden aussehen, in diesem Punkt unterscheiden sie sich nicht von uns Erwachsenen.

Am schlimmsten ist es, wenn Kinder sterben. Ein solches Ereignis bricht ein ungeschriebenes Lebensgesetz: Ein Kind stirbt nicht vor seinen Eltern. Es passt nicht in unser Weltbild, es ist sinnlos, wenn unseren Kindern die Möglichkeit des Lebens genommen wird, bevor es richtig begonnen hat. Unsere Betroffenheit ist so groß, dass wir sie manchmal kaum aushalten können. Auch wir KITler kommen in diesen Momenten an unsere Grenzen. Das eigene innere Kind in uns stirbt ein wenig mit. Diese Erlebnisse sind auch für uns schwer zu verarbeiten.

Maries Mittagsschlaf

Die Leitstelle alarmiert mich um vierzehn Uhr zweiundfünfzig. »Ein toter Säugling im Kinderschutzhaus«, lautet die Einsatzmeldung. Ich bekomme Gänsehaut. Ich kenne niemanden im KIT, der bei einer solchen Alarmierung nicht sofort Herzklopfen bekommen würde.

Ein Kind als Opfer ist nicht nur das Traurigste, was man sich vorstellen kann, sondern auch die Betreuung, die auf einen zukommt, ist meistens besonders anspruchsvoll. Ein totes Baby. Wie sollen die Eltern das ertragen?

Die Adresse des Kinderschutzhauses ist nicht weit entfernt von meiner Wohnung, und ich bin wenig später in der Straße, wo es zu finden sein sollte. Aber ich kann keine Hinweise auf eine KITA erkennen, keinen Spielplatz, keine bunten Fenster, nichts, was auf Kinder hinweisen würde. Ich steige aus dem Auto aus und sehe mich ratlos um. Ein paar Meter weiter stehen einige Männer mit Kameras und Mikrofonen. Presse. Ich vergleiche die Hausnummer auf meinem Zettel mit der auf der Hauswand. Sie stimmt.

Aber es ist keine KITA zu entdecken.

Die Tür geht plötzlich auf, ein Polizist winkt mich rein. Also doch. Ich bin richtig.

»Hier entlang«, flüstert er. »Wir haben alle Kinder nach oben in die beiden anderen Wohngruppen gebracht.« Er wirkt betroffen und eingeschüchtert. Er flüstert. Offenbar nimmt er an, ich sei umfassend informiert.

»Warte mal, was genau ist passiert, und wo sind wir hier?«, unterbreche ich ihn.

Er stutzt und verhaspelt sich fast, während er mich vorwärtsdrängt: »Kinderschutzhaus. Ein toter Säugling. Sprich mit der Chefin.«

In dem Moment erinnere ich mich. Kinder*schutzhaus.* Natürlich. So lautete die Alarmierung. So habe ich es auf meinen Notizblock geschrieben. Und trotzdem habe ich es nicht begriffen. Ich habe nur *Kinder* gehört und mir den Rest in Gedanken ausgemalt, ich habe an eine KITA gedacht. Kinder gehören in eine KITA. Nicht in ein *Schutzhaus.*

Ich hatte einfach nicht richtig zugehört und sofort den Bildern vertraut, die mir in den Sinn kamen. Ich begreife jetzt, warum so viele Reporter vor der Tür stehen.

Ein Kinderschutzhaus – das ist ein gefundenes Fressen, und so lauern sie vor der Tür auf die nächste Katastrophe, über die sie berichten können. Ich grabe in meiner Erinnerung, was ich über diese Einrichtungen weiß. Viel kommt nicht zutage. Hier werden Säuglinge und Kleinkinder untergebracht, für die das Jugendamt entschieden hat, dass es besser für sie ist, wenn sie nicht in ihrer eigenen Familie bleiben. Die Kinder werden in diesen Häusern *beschützt.*

Vor ihren Eltern.

Eine Polizistin mit dunklen Haaren eilt auf mich zu und beginnt sofort mit ihrem Bericht. »Pass auf, Vanessa, eine

Erzieherin, wollte Marie aus dem Mittagsschlaf wecken. Wie jeden Nachmittag. Marie schläft wohl gerne länger, aber dann sei sie abends weinerlich und ziemlich anstrengend. Als Vanessa in das vordere Zimmer der Wohngruppe gekommen ist, hat sie es sofort gesehen … Das kleine Gesicht von Marie war aschgrau. Keine Regung mehr. Sie hat noch eine Herzdruckmassage versucht, aber es war zu spät.«

Mir kommt es vor, als hole die Polizistin das erste Mal Luft, seit sie angefangen hat zu sprechen. Sie will es hinter sich bringen. Ich spüre ihre Hand auf meinem Rücken, als sie mich in ein Kinderzimmer schiebt.

Bevor ich auch nur ein Wort sagen kann, sehe ich Marie. Sie liegt auf der Wickelkommode. Grau. Leichengrau. Die Elektroden, die der Notarzt für das EKG gebraucht hat, kleben noch auf der kleinen Brust. Winzige Fäustchen an speckigen Armen. Eine Windel. Die Füße in kleinen weißen Söckchen.

Sie sieht aus, als schliefe sie. Aber sie ist tot.

Als ob sie das Baby nicht aufwecken möchte, flüstert die Polizistin: »Marie ist vier Monate und elf Tage alt.«

Wir atmen beide tief ein und aus. Ich schlucke. Räuspere mich. Brauche noch einen Moment. Ich spüre den Impuls, Marie zuzudecken, als könnte sie frieren. »Sind die Eltern schon verständigt?«, frage ich, und meine Stimme klingt brüchig, sie verrät das Ausmaß meiner Betroffenheit.

Die Polizistin nickt verständnisvoll. Dann sagt sie: »Ich hatte gehofft, dass das KIT …« Sie lässt den Satz unvollendet in der Luft hängen.

Mir dämmert die Tragweite ihrer Aussage. Die Eltern

wissen von nichts. Wir sollen die Todesnachricht überbringen. Und draußen steht die Presse. Wer ist schneller? Sie oder wir?

»Das LKA ist auf dem Weg hierher. Sie müssen die Umstände des Todes untersuchen. Danach kommt das Bestattungsinstitut, um Marie in die Rechtsmedizin zu bringen.«

Ich weiß nicht, was zwischen uns passiert, aber das Gefühl der Ohnmacht, die wir spüren, weil wir vor diesem winzigen und vollkommenen Menschenwesen stehen, schweißt die Polizistin und mich zusammen.

»Ich bin Carolin«, sagt sie. Wir geben einander die Hand. Ich nenne ihr meinen Namen, wir bleiben noch einen Augenblick in der gemeinsamen Stille, dann reiße ich mich innerlich los und versuche an die Eltern zu denken. Ein Baby ist für die meisten Eltern ein in Erfüllung gegangener Traum. Die Zukunft. Auch für diese Eltern? Wie muss es sich anfühlen, wenn diese Zukunft plötzlich nicht mehr da ist, wenn sie stirbt?

Carolin und ich beginnen über das weitere Vorgehen zu sprechen, und ich erfahre, dass sie bereits die Adresse der Eltern herausgefunden hat. Sie haben Verbindungen ins Drogenmilieu. Das Jugendamt hat Marie aufgrund mehrerer Zwischenfälle ins Schutzhaus gebracht. Der Vater habe wohl sofort eine Entziehungskur gemacht. Die Mutter warte auf einen Klinikplatz.

»Ist es ihr einziges Kind?«

Carolin nickt.

In meinem Kopf nimmt langsam ein Plan Gestalt an. Ich telefoniere mit zwei KIT-Kolleginnen und bitte sie, zusammen mit der Polizei zur Wohnadresse der Eltern zu fahren, um die Todesnachricht zu überbringen. Sie sollen sich beeilen, sie müssen unbedingt vor der Presse bei ihnen sein. Dann sollen sie sie ins Schutzhaus begleiten, damit die Eltern sich wenigstens noch von Marie verabschieden können. Wir bleiben hier bei den Mitarbeiterinnen des Hauses und warten auf sie.

In diesem Moment tritt mit energischen Schritten eine Frau zur Tür herein, die einen schweren Koffer hinter sich herzieht.

Das LKA. Sie will zuerst das Kinderzimmer untersuchen, ich gehe zu den Erzieherinnen.

Fünf Frauen sitzen im Wohnzimmer. Überall hängen Kinderzeichnungen, und Spielzeug türmt sich in einem Regal. Die Kinder sind im oberen Stockwerk und werden von zwei anderen Erzieherinnen betreut, die auch zum Haus gehören. In der Ecke stehen mehrere Sofas, auf denen die Frauen dicht nebeneinander hocken und mich mit verstörten Blicken ansehen. Die meisten haben einen Becher Tee in der Hand. Das ist gut, sie sorgen für sich. Und für mich, ich bekomme auch eine Tasse in die Hand gedrückt.

»Zum Festhalten«, sagt eine ältere Frau mit Tränen in den Augen.

»Darf ich mich zu Ihnen setzen?«

Alle nicken. »Was ist nur passiert?«, fragt eine der Frauen. »Marie war nicht krank. Ist es … hat es uns erwischt?«

Ich ahne, was sie meint. Den *Plötzlichen Kindstod.* Der unvorhersehbare Tod eines gesunden Säuglings.

»Ob es ein Plötzlicher Kindstod war, muss die Rechtsmedizin untersuchen. Deshalb ist hier so viel Polizei. Es muss erschreckend für Sie sein, und bitte denken Sie nicht, dass Ihnen irgendjemand Vorwürfe macht. Eine genaue Ermittlung vor Ort und die ärztliche Untersuchung von Marie werden uns hoffentlich Aufschluss darüber geben, was passiert ist. Das dient auch Ihrem Schutz.« Ich versuche, ihren einsetzenden Schuldgefühlen zuvorzukommen.

»Marie kann nicht erstickt sein«, murmelt eine Frau Ende zwanzig, die dunklen Haare zu einem ordentlichen Knoten gebunden. »Sie hat auf dem Rücken geschlafen, hatte kein Kissen im Bettchen, keine Decke, lag im Schlafsack, kein Spielzeug … ich verstehe das nicht …«

»Haben Sie sich um Marie gekümmert?«, frage ich.

Sie beginnt zu weinen, spricht aber weiter, sagt mir sogar ihren Namen: Vanessa.

»Marie und ich … Marie ist seit ein paar Wochen bei uns. Sie ist mir ans Herz gewachsen. Ich habe sofort mit der Wiederbelebung angefangen …«, schluchzt sie.

»Sie haben alles richtig gemacht. Sie haben getan, was möglich war.« Ich warte einen Moment, bis sie aufschaut, dann sage ich: »Sie konnten Marie nicht retten.« Die anderen Frauen stimmen mir zu, fangen an, sich gegenseitig Mut zuzusprechen. »Wollen Sie sich von Marie verabschieden, ehe sie abgeholt wird?« Ich sehe die Angst in Vanessas Augen, aber sie nickt tapfer.

»Wir haben noch gar kein Bestattungsunternehmen ausgesucht«, erwidert eine der anderen Frauen. »Die Eltern müssen doch erst kommen … Wir müssen es ihnen sagen …«

»Sie müssen sich um nichts kümmern. Meine Kollegen und die Polizei sind gerade auf dem Weg zu den Eltern. Sie sind hoffentlich bald hier.« Ich zögere einen Moment. »Es ist so, dass bei einem ungeklärten Todesfall immer das LKA ermittelt … Marie wird also noch nicht in ein Bestattungsunternehmen gebracht, sondern erst mal in die Rechtsmedizin. Sie wird dort untersucht werden.« Die Frauen hören mir aufmerksam zu. Vanessa hängt förmlich an meinen Lippen.

Mein Handy klingelt. Wie so oft im falschen Augenblick.

Es ist der KIT-Klingelton. Hoffentlich sind die Kollegen mit den Eltern auf dem Weg.

Tatsächlich berichtet meine Kollegin, dass sie den Vater zu Hause angetroffen und ihm die Todesnachricht überbracht haben. Es sei schlimm gewesen. Der Vater habe geschrien und getobt und … die Kollegin bricht ab, sie will es gar nicht so genau erzählen. Jedenfalls hat er sofort seine Frau angerufen. Er habe ihr am Telefon noch nichts von Marie gesagt, sie sind jetzt vor einer Drogenberatungsstelle verabredet.

»Tja, offenbar ist die Mutter voll drauf … Wir kommen dann zu euch, keine Ahnung, wie lange es dauert …«, sagt meine Kollegin.

Ich gehe zurück ins Wohnzimmer. Ich frage, ob Vanessa jetzt zu Marie möchte.

Sie will. Unbedingt. Auch wenn sie vor Anspannung zittert wie Espenlaub.

»Ich habe noch nie jemanden gesehen, der tot ist«, flüstert sie. »Erst recht kein Baby.«

Ich nehme Vanessas zitternde Hand und erkläre ihr, dass wir uns einfach ein wenig zu Marie setzen. Sie darf sie nicht anfassen, aber mit ihr reden, wir können ihr trotzdem nahe sein.

Und so ist es auch.

Kaum sitzt Vanessa neben Marie, wird sie ruhiger. Fängt an, mit der Kleinen zu sprechen – so wie sie es wohl immer getan hat.

Ich warte, bis Vanessa sich von alleine von Marie abwendet.

»Ich glaube, das reicht«, sagt sie.

Ich nicke ihr zu. Tapfer ist sie. Dann gehen wir schweigend zurück zu den anderen. Sie sind ruhiger geworden. Und haben mehr Fragen. Sie wollen wissen, wie sie den Eltern von Marie begegnen sollen. Ob und wie sie mit den anderen Eltern sprechen können. Die werden doch Fragen stellen, oder? Sie werden doch denken, die Erzieherinnen würden die Kinder schlecht behandeln. Und die Presse, wie sollen sie mit denen umgehen? Was dürfen sie überhaupt sagen und was nicht?

Wir sprechen lange, suchen nach Lösungen, ringen um Sätze, Worte und Möglichkeiten, allen gerecht zu werden.

Und wir sprechen über die Empfindungen und Ängste der Frauen. Darüber, dass die Trauer über verlorene Kinder unbeschreiblich groß ist. Ich versuche ihnen zu erklären, dass es ausreicht, wenn sie einfach nur da sind. Füreinander und auch für die anderen Eltern, die mitfühlen und vielleicht

Angst um ihre eigenen Kinder bekommen. Da sein und zuhören. Gespräche anbieten, wenn Eltern reden möchten.

Auf einmal kommt Carolin rein, winkt hektisch. Ich entschuldige mich.

»Wir haben ein Problem«, sagt sie. »Sie haben die Mutter auf der Straße gefunden. KIT und Polizei haben versucht, sie dazu zu bewegen, mitzukommen, damit sie ihr in Ruhe erklären können, was passiert ist«, fährt sie fort. »Sie reagiert hoch aggressiv auf die Polizei. Sie haben sie versucht mit Kaffee und Wärme zu locken. Sie haben sogar zwei ihr bekannte Zivilfahnder dazugerufen, damit sie sich sicherer fühlt. Alles umsonst. Gerade ist wohl dem Vater der Kragen geplatzt, und er hat ihr die Nachricht einfach an den Kopf geworfen. Mitten auf der Straße…« Sie schüttelt den Kopf.

»Und, kommen sie jetzt her?«, frage ich.

»Genau da liegt unser Problem. Die Mutter weigert sich. Sie redet wirres Zeug, spricht immer wieder davon, dass sie sich den Goldenen Schuss setzt – jetzt, da Marie tot ist.«

Carolin guckt mich an, ich bin entgeistert. Sprachlos.

»Kannst du die Kollegen vor Ort anrufen? Oder mit der Frau sprechen? Du bist doch Psychologin.«

Aber ich kann nicht zaubern.

Und ich bin viele Kilometer entfernt.

Wie soll ich da helfen?

Ich kenne die Frau nicht einmal.

Eine Mutter, die gerade ihr Baby verloren hat. Eine Mutter, die drogenabhängig ist und sich das Leben nehmen will. Vielleicht weil sie keine Zukunft mehr sieht.

Ich gehe ein paar Schritte vor die Tür und rufe meine KIT-Kollegin vor Ort an. Sie klingt gehetzt.

»Worüber redet die Mutter? Stellt sie Fragen? Hat sie Schuldgefühle? Rachegedanken? Irgendetwas, an das ihr anknüpfen könnt? Wollen die beiden nicht zu ihrer Tochter? Marie ist noch hier.« Das sind ziemlich viele Fragen auf einmal, ich merke, dass mich dieser Einsatz besonders mitnimmt, weil er mich so hilflos macht. Meiner Kollegin scheint es ähnlich zu gehen, sie antwortet aufgeregt: »Nein, sie fragt überhaupt nicht nach dem Kind. Die Mutter will nur ihren Schuss.« Ihr Tonfall ist angespannt. »Sie ist nur nicht abgehauen, weil wir so geschickt um sie herum stehen, dass sie nicht durchkommt, ohne handgreiflich zu werden. Ihr Mann redet auf sie ein … ohne Erfolg.«

»Okay, ich kann von hier aus nichts tun. Ihr müsst den Amtsarzt alarmieren. Er muss die Selbstgefährdung der Frau einschätzen. Wenn alle Stricke reißen, muss er eine Zwangseinweisung ins Krankenhaus veranlassen, um sie vor sich selbst zu schützen … Mein Gott, wie verfahren …«

Meine Kollegin stimmt mir zu und erklärt: »Also ehrlich gesagt, hat der Ehemann bereits darum gebeten, sie ins Krankenhaus zu bringen. Er fleht uns an, seine Frau nicht aus den Augen zu lassen. Er glaubt, dass sie sich wirklich was antun könnte, und hat Angst.«

»Ruf mich an, wenn sich irgendetwas bessert. Vor allem ruf mich an, wenn ihr irgendwo anders hingeht.«

Ich atme tief durch. Versuche mich zu beruhigen … *Geh langsam, wenn du's eilig hast …* Mein Mantra, wenn ich nichts Unüberlegtes tun will, nur weil die Zeit drängt.

Würde sich die Mutter wirklich das Leben nehmen? Wenn wir sie wenigstens eine Nacht in Sicherheit bringen könnten… Sodass sie Zeit bekommt. Und Marie sehen kann.

Eine Zwangseinweisung wäre das letzte Mittel der Wahl. Das allerletzte. Das jemandem in dieser Situation anzutun ist die Hölle. Aber ist es die bessere Alternative, die Frau gehen zu lassen und sie einer wirklichen Gefahr auszusetzen? Müssten wir uns dann nicht fragen, ob wir genug getan haben, um ihr zu helfen? Um ihr wenigstens die Zeit verschafft zu haben, aus dem ersten Schock herauszuwachsen?

Ich gehe in das Schutzhaus zurück und spreche mit den Mitarbeiterinnen, um sie auf den neuesten Stand zu bringen. Währenddessen schreibt mir meine Kollegin per SMS, dass sie den Psychiater erreicht hätten und er verlangt habe, die Frau ins Polizeikommissariat zu bringen, da auf offener Straße kein Gespräch möglich sei. Das versuchten sie jetzt.

Langsam wird es Abend, das LKA und die Schutzpolizei sind abgerückt. Marie ist abgeholt worden. Ich habe mich von den Erzieherinnen verabschiedet und will gerade zum Polizeikommissariat fahren, wo meine Kollegen mittlerweile mit der Mutter von Marie verhandeln, da klingelt mein Handy. Meine Kollegin ist den Tränen nah, das höre ich.

»Der Psychiater weist sie nicht gegen ihren Willen ins Krankenhaus ein.«

Die Kollegin berichtet, wie Maries Mutter glaubhaft versichert habe, dass alles in Ordnung mit ihr sei. Und bevor sich irgendjemand habe einschalten können, sei sie durch den Hinterausgang verschwunden. Weg. Einfach weg.

»So leid es mir tut, aber dann können wir heute Nacht nichts mehr für die Familie tun«, erwidere ich. »Fahrt den Vater nach Hause, und beendet den Einsatz. Wir sprechen morgen in Ruhe.«

Als ich das Telefonat beende, merke ich, dass ich höllische Kopfschmerzen habe. Ich muss raus hier. An die frische Luft.

Ich gehe zur Wohnungstür, als die aufgeht und eine Erzieherin mit einem kleinen Mädchen in einem Mickey-Mouse-Schlafanzug hereinkommt. Die Kleine guckt mich aus riesigen braunen Augen an.

Was machst du hier? Das frage ich mich.

Wovor musst du beschützt werden?

Wer will dich niedlichen Zwerg nicht haben?

Ich verstehe diese Welt nicht.

Und ich darf mir nicht vorstellen, welches Leben Marie wohl gehabt hätte.

Vielleicht schmerzt mein Kopf, weil ich genau darüber nachdenke.

Wir arrangierten für den Vater eine Verabschiedung von Marie im Institut für Rechtsmedizin. Die Obduktion hatte Gewissheit gebracht. Marie war tatsächlich am *Plötzlichen Kindstod* verstorben. Andere Todesursachen kamen nicht in Frage. Eins von tausend Babys kann es treffen.

Warum? Wir wissen es nicht.

Niemand hatte Schuld.

Niemand hatte etwas falsch gemacht.

Die Mutter kehrte erst Tage später nach Hause zurück.

Manchmal denke ich noch an Marie. Wenn Kinder sterben, ist es ganz besonders tragisch. Es ist nicht richtig, dass ein Leben aufhört, bevor es richtig begonnen hat. Kinder sind doch unsere Zukunft. Sie sind das, was wir hinterlassen. Was bleibt, wenn wir gegangen sind.

Sie zu verlieren macht uns unendlich hilflos.

Und wenn ich das Bild der toten Marie vor mir sehe, dann schmerzt es.

Dein Freund und Helfer

Ich fahre durch die Dunkelheit zum Polizeirevier nach Poppenbüttel im Norden Hamburgs. In den Tagen zwischen Weihnachten und Silvester hat sich der Winterhimmel doch noch entschlossen etwas Schnee zu schicken. Entsprechend vorsichtig fahre ich. Es ist kurz vor zwanzig Uhr. Mein Kollege hat mich alarmiert, damit ich ihn bei einem Einsatz unterstütze. Ich soll eine Polizistin betreuen. Alles Weitere würde ich vor Ort erfahren.

Ich bin neugierig. In der Regel betreuen wir keine Polizisten, weil dafür ein eigener polizeipsychologischer Dienst zuständig ist. Aber manchmal spricht es sich leichter mit jemandem, der nicht zur Polizei gehört und dennoch das Einsatzgeschehen versteht, dann werden wir gerufen. Ich treffe meinen KIT-Kollegen am Wachtresen. Auf dem Revier herrscht angespannte Betriebsamkeit. Polizisten laufen geschäftig hin und her, nur kurze knappe Anweisungen werden ausgetauscht, niemand nimmt Notiz von mir. Auch mein Kollege hat nur ein paar wenige Worte übrig: »Sie wartet auf dich. Lass dir alles von ihr erzählen. Ich muss zurück zum Vater.«

Ich nicke.

Ein Polizist führt mich in einen kleinen Raum. »Danke, dass du gekommen bist. Sie ist noch jung, vielleicht ist es ganz gut, wenn sie mit jemandem reden kann.« Er zuckt die Schultern.

Ich fühle mich unwohl. Ich weiß immer noch nicht, worum es geht, verstehe gar nichts. Eine Polizistin betritt zögerlich den Raum. Sie ist vielleicht Anfang dreißig und so zierlich, dass der Gürtel um ihre Hüften, mit Waffe, Taschenlampe und Handfessel, viel zu schwer für sie erscheint.

»Hey«, sage ich. »Ich bin Angélique. Ich … ist es okay, wenn wir uns duzen?«

»Ja. Bitte. Ich bin Jana. Ich weiß gar nicht …«

Wir sind beide verunsichert. Wir lächeln uns an.

»Ich habe vorhin ziemlich geweint, deshalb hat mein Vorgesetzter gemeint, ich müsse mit jemandem sprechen. Ich weiß nicht, es ist vielleicht etwas übertrieben. Es geht auch schon wieder.«

»Setz dich doch! Was ist passiert?«

Sie nimmt sich einen Stuhl und spricht dabei zögerlich weiter: »Ich weiß gar nicht, warum ich so auf die Frau reagiert habe, aber als ich sie gesehen habe …« Sie blickt auf ihre Hände, die plötzlich angefangen haben zu zittern.

»Es steckt dir noch in den Knochen … Fang von vorne an zu erzählen. Wann war noch alles in Ordnung?«

»Oh, unsere Schicht hatte gerade erst begonnen. Ich war mit Tim in einem Wagen eingeteilt. Ich glaube, mit ihm solltest du auch sprechen …«

»Später.«

»Dann kam die Einsatzmeldung: ›Hilflose Person. Nackte Frau auf dem Bahnsteig der S-Bahn Poppenbüttel.‹«

Ihre Hände zittern noch immer. Sie drückt sie auf die Oberschenkel, damit das Zittern aufhört.

»Nichts Weltbewegendes, eigentlich. Aber man weiß ja nie, und, naja … Nackt? Es ist Winter … also … Als wir an der S-Bahn-Haltestelle ankommen, steht tatsächlich eine Frau splitterfasernackt auf dem Bahnsteig. Die S-Bahn war weg, und Gott sei Dank waren keine Passanten da.«

»Habt ihr sie angesprochen? Was hat sie gesagt?«

»Zuerst nichts. Sie hat nur so merkwürdige Laute ausgestoßen. Sie hat nach uns geschlagen, als wir uns ihr näherten. Und dann … dann hab ich gesehen …«

»Ja?«

»Ihre Kaiserschnittnarbe. Sie musste vor kurzem ein Kind zur Welt gebracht haben. Und dann … was ist denn mit dem Kind? … Also, sie war vollkommen durchgedreht. Ich hab sie nach dem Baby gefragt, aber sie hat nicht geantwortet. Dann hat sie geschrien, dass sie sterben will. Dass sie nicht mehr mit den Dämonen leben kann.« Sie spricht schnell weiter. »Tim hat eine Decke aus dem Auto geholt und ihr umgelegt. Wir mussten ganz langsam auf sie zugehen, wir wussten ja nicht, wie sie reagieren würde. Sie ließ sich dann zwar in unseren Wagen bringen, hat aber im Streifenwagen angefangen zu randalieren. Ich habe gedacht, wir schaffen es nicht bis zur Wache. Ich habe ihr von meiner Tochter erzählt. Dass ich vor sechs Monaten auch Mama geworden bin. Aber sie hat mich nicht gehört. Und ich konnte nur an die Kinder denken – an ihres und an mein eigenes Kind.«

Jana senkt den Blick. Ihre Stimme ist mit den letzten Worten leise geworden.

»Du hast als Mutter reagiert. Ist die Frau ruhiger geworden, als du ihr von deinem Kind erzählt hast?«

»Ja, zum Schluss war sie ein bisschen ruhiger im Auto. Erst als sie hier in den sicheren Raum kam, ist sie wieder total ausgerastet. Sie ist gegen das Glas gesprungen. Wie ein Raubtier. Wir haben den Arzt gerufen und der … er hat ihr was gegeben, ein Beruhigungsmittel. Sie ist dann in die Psychiatrie gebracht worden. Es war furchtbar. Und diese Narbe, es musste irgendwo ein Kind geben.«

Ich nicke.

»Dann kam Tim … er sagte mir, dass ein Vater die Polizei gerufen hat, nachdem er seinen toten Säugling zu Hause vorgefunden hat. Die Mutter war nicht da. Der Mann wird gerade von den Kollegen vorne befragt.« Sie zeigte mit dem Daumen hinter sich. »Es … war … ein Baby. Ihr Baby.«

»Dann ist sie deshalb ausgerastet? Weil ihr Kind gestorben ist?«

Jana fängt an zu weinen, zittert wieder. »Sie hat es getötet!«

Mir verschlägt es die Sprache. Damit habe ich nicht gerechnet. »Sie?« Ich verstehe jetzt, warum Jana so aufgelöst ist.

»Die Kollegen haben gesagt, der Säugling sei wahrscheinlich ertränkt worden. Die Obduktion läuft gerade. Es ist so furchtbar. Wie konnte sie das tun?« Jana nestelt in ihrer Hose nach einem Taschentuch und wischt sich die Tränen aus dem Gesicht.

Wir brauchen beide einen Moment, um uns zu sammeln. In meinem Kopf herrscht Durcheinander. Ich bin überrumpelt. Ich versuche beide Frauen gleichzeitig zu verstehen.

Eine Mutter, die von Dämonen spricht und ihren Säugling getötet hat. Warum? Und Jana, die hier vor mir sitzt und die das alles nicht aushalten kann.

»So, wie du sie beschrieben hast, klingt es, als hätte die Frau einen Realitätsverlust erlitten. Hat sie noch was zu diesen Dämonen gesagt?«

Jana nickt. »Der Ehemann hat uns erzählt, dass die Frau seit einigen Wochen Wahnvorstellungen hat. Die ganze Familie habe für sie gebetet. Aber sie ist nicht zum Arzt gegangen. Warum nur hat niemand etwas unternommen?«

Dazu fällt mir auch nichts ein. Wir schauen uns nur an. Ich sehe in Janas Blick ihre ganze Traurigkeit. Sie denkt an ihr eigenes Kind. Daran, dass sie auch gerade erst Mutter geworden ist, wie sich das anfühlt, wie unvorstellbar es ihr erscheint, dem eigenen Kind etwas anzutun, es nicht vor allem beschützen zu wollen. Und sie hadert damit, dass diese andere Mutter keine Hilfe bekommen hat oder keine Hilfe annehmen wollte.

»Es hört sich alles so an, als sei sie krank«, sage ich. »In der Psychiatrie wird sie behandelt und dann …«

»Dann wird sie erkennen, was sie ihrem Kind angetan hat, welche Schuld sie auf sich geladen hat. Wie soll sie damit leben? Das ist doch schrecklich.«

Jana hat Recht, genau so wird es sein. Diese Mutter wird es vermutlich nicht einfach damit entschuldigen, dass sie nicht Herr ihrer Sinne, dass sie krank war. Sie wird damit leben müssen, dass sie unschuldig schuldig geworden war. Ich versuche Jana zu beruhigen: »Ja, das ist schrecklich, fast unvorstellbar. Aber Therapeuten werden sich um sie kümmern. Es wird nicht einfach, aber sie werden dafür sorgen, dass sie dieses Mal nicht alleine ist«, erwidere ich.

Sie schaut mich aus ihren verweinten Augen an und ringt sich ein etwas ungläubiges Lächeln ab.

»Dir tut die Frau furchtbar leid, nicht wahr?«, frage ich.

Jana nickt. »Ich kann mir einfach nicht vorstellen, dass eine Mutter ihr Kind tötet. Und so, wie die Frau sich aufgeführt hat, war es offensichtlich, dass sie nicht mehr bei Verstand war.« Sie schluckt. »Aber das eigene Baby …«

»Du bist Mutter. Du fühlst mit beiden.«

Jana scheint mich gar nicht gehört zu haben. »Einem Kind das Leben zu nehmen, bevor es begonnen hat. Unvorstellbar.« Sie schüttelt den Kopf.

»Aber du bist nicht wirklich wütend auf die kranke Mutter, oder?«

Jana nickt. »Stimmt. Ich bin wütend auf … das Schicksal. Das ist so ungerecht. Warum hat die Familie nichts unternommen? So etwas darf einfach nicht passieren.«

Insgeheim stimme ich Jana zu. Nur ändert das nichts. Ich muss mich jetzt um sie kümmern.

»Was täte dir jetzt gut?«

»Ich weiß nicht. Ich habe bald Dienstschluss.«

»Was hältst du davon, wenn du früher aufhörst und zu deiner Familie fährst? Zeit mit deinem Kind verbringst und dich davon überzeugst, dass es ihm gut geht, in Ordnung?!«

»In Ordnung.« Sie lächelt.

Ich bleibe in Gedanken versunken sitzen, nachdem Jana die Tür hinter sich geschlossen hat. Auch ich kann mir nicht vorstellen, wie es für die Mutter sein muss, wenn sie wieder in der Realität ankommt und erfährt, was sie mit ihrem Baby gemacht hat. Dass sie unter Schmerzen geboren hat, dem sie erst vor kurzem das Leben geschenkt hat. Was war dann passiert? Mir läuft ein kalter Schauer über den Rücken.

Und genau wie Jana denke ich an das tote Baby, dessen Namen ich nicht einmal kenne. Dieser kleine Mensch, der nie erleben durfte, wie schön das Leben sein kann. Der nicht in Liebe und Geborgenheit heranwächst, um die Welt zu entdecken. Ein furchtbarer Gedanke. Und umso schmerzlicher, wenn ich an mein eigenes wundervolles Leben denke.

Es gefällt mir, wie diese Polizistin ihre Gefühle ausdrücken und zulassen konnte. Wie sie versucht hat, sie zu analysieren, und dann wieder loslassen konnte. Denn wir wissen nicht, wann uns ein Einsatz auf dem falschen Fuß erwischt. Besser, wir sind geübt darin, mit unseren Gefühlen umzugehen. Gerade die Polizei bemüht sich sehr um die Sicherheit von Kindern. Werden Kinder zu Opfern, müssen sie es aushalten, zu spät gekommen zu sein. Manchmal müssen wir das alle aushalten.

Nachdenklich bleibe ich noch eine Weile sitzen.

Lächelnde Tränen

Freitag, elf Uhr fünfundzwanzig: Mein KIT-Kollege Ingo und ich sitzen im Café Elbgold, nahe der Alster. Wir haben zusammen Bereitschaft und treffen uns auf ein schnelles Mittagessen.

Ich mag die Kaffeerösterei. Sie ist klein und gemütlich. Mir gefällt dieser Anflug von Ungewissheit, wenn wir uns der Tür nähern. Ob einer der wenigen Tische frei ist? Unser Blick wandert sofort in den hinteren Bereich. Ein Tisch ganz in der Ecke ist noch nicht besetzt. Die anderen sind von Frauen mit Babybäuchen oder jungen, dynamischen Werbern mit ihren Laptops belegt. Wir haben dem Zufall ein Schnippchen geschlagen und freuen uns. Fünf Minuten später wäre der Tisch ganz sicher besetzt gewesen.

Kauend tauschen wir uns über eine geplante Katastrophenschutzübung der Innenbehörde aus. Das KIT soll sich mit allen Einsatzkräften daran beteiligen. Das Szenario der Behörde ist eines, das sich niemand vorstellen möchte: Zwei Flugzeuge sollen über Hamburg zusammenstoßen. Eine Maschine mit siebzig Menschen an Bord sollte gerade noch das Rollfeld des Airbus-Geländes in Hamburg-Finkenwerder erreichen und dort eine Bruchlandung hinlegen. Zwanzig Menschen würden sterben. Die zweite Maschine, eine kleine Propellermaschine, würde auf einen Flohmarkt in

Hamburg-Harburg stürzen, auf dem es von Leuten nur so wimmelt. Auch hier sollen zwanzig Menschen sterben und hundertfünfzig zum Teil schwer verletzt werden.

Alles nur ausgedacht.

Aber was, wenn es Wirklichkeit würde?

Die Behörde führt jährlich Großübungen durch, um die Abstimmung und Koordination von Maßnahmen aller Rettungseinheiten im Katastrophenfall zu üben.

Über vierhundert Einsatzkräfte sind in die Übung einbezogen und kümmern sich nicht nur um die Brandbekämpfung und medizinische Rettung, sondern auch um die Betreuung der Opfer und Angehörigen, um den Umgang mit den Medien, bis hin zur kriminalpolizeilichen Personenermittlung und Ursachenforschung.

Ich bekomme Gänsehaut bei dem Gedanken, dass ein ähnliches Szenario in Hamburg Realität werden könnte.

In anderen Städten ist das bereits geschehen: Das Zugunglück von Eschede 1998, bei dem viele Menschen ums Leben kamen. Der Einsturz der Eislaufhalle in Bad Reichenhall 2006, die Loveparade in Duisburg 2010 oder das Zugunglück bei Bad Aibling 2016. Unglücke katastrophalen Ausmaßes, die zum Glück selten passieren, auf die man jedoch vorbereitet sein muss.

Man kann den Ernstfall also gar nicht oft genug üben.

Wir sind gerade dabei zu überlegen, wie wir unsere Kollegen an den beiden Schadensorten, auf dem Flohmarkt in Harburg und auf dem Airbusgelände in Finkenwerder, einteilen und dorthin bringen, als Ingos Telefon klingelt.

Es ist unsere Einsatzleitstelle. Das Polizeikommissariat 42 bittet um Unterstützung. Ingo ruft den anfordernden Polizeibeamten zurück, und ich bezahle schnell unser Essen.

Am Ausgang treffen wir uns. »Die Überbringung einer Todesnachricht ist schiefgegangen!«, sagt er. »Wir sollen mit Sonderrechten anfahren. Los geht's.«

Freitag, zwölf Uhr fünfundfünfzig: Es soll also besonders schnell gehen, und die Polizei gibt uns sogenannte Sonder- und Wegerechte frei. Das heißt, dass wir in unserem KIT-Wagen mit Blaulicht und Martinshorn »freie Bahn« verlangen dürfen.

Durch Hamburgs Berufsverkehr zu fahren ist immer eine Quälerei. Zäh schieben sich die Autos vorwärts, und alles stockt an jeder größeren Kreuzung. Mit Blaulicht zu fahren geht dann zwar schneller, ist aber auch nicht besonders lustig. Viele Autofahrer geraten in Panik, wenn sie nicht schnell genug entscheiden können, wohin sie ausweichen wollen. Sie sind dann in ihrer Fahrweise unberechenbar. Das stresst.

Dennoch kommen wir kurze Zeit später an, atmen tief durch, schütteln die Fahrt ab und steigen langsam und entschlossen die Treppe eines Mehrfamilienhauses nach oben. Mein Mantra begleitet mich einmal mehr: *Wenn du es eilig hast, geh langsam.* Denn wir müssen ins Dachgeschoss, und einen Fahrstuhl gibt es nicht. Es hilft niemandem, wenn wir hechelnd und prustend oben ankommen, kaum in der Lage ein Wort rauszubringen, deshalb lassen wir uns Zeit.

Als wir angekommen sind, sehe ich zuerst, dass das Holz der Wohnungstür um das Türschloss herum zersplittert ist.

Ich stutze. *Eine Todesbenachrichtigung ist schiefgegangen…*

Wir klingeln an der Tür.

Ein Polizist öffnet sie und tritt sofort zu uns ins Treppenhaus, lehnt die Wohnungstür von außen an.

»Gut, dass ihr da seid. Ist echt scheiße gelaufen.«

Er hat zwei silberne Sterne auf den Schulterklappen, er ist also ein Polizeioberkommissar, langjährig diensterfahren, und sein Wort wiegt schwer.

Wir schauen ihn mit fragendem Blick an.

»Mein Kollege spricht Rumänisch. Er ist bei der Witwe. Frau Mazilescu spricht kein Deutsch, tut mir leid. Aber eine Bekannte von ihr ist da, die kann für euch übersetzen.« Er wirft einen Blick auf sein Notizbuch und spricht schnell weiter. »Ihr Mann war zweiundvierzig Jahre alt. Vermutlich Herzinfarkt. Fremdverschulden ausgeschlossen.«

Verdammt jung für einen Herzinfarkt, denke ich.

»Wie ist es passiert?«, fragt Ingo.

»Er ist mit dem Auto rechts rangefahren. Auf einen Supermarktparkplatz. Muss etwas gespürt haben. Passanten haben erfolglos versucht, ihn wiederzubeleben. Auch der Notarzt konnte ihn nicht zurückholen. Er ist auf der Straße gestorben. Schrecklich, so was.«

Wir nicken.

Wir sollen also seine Frau betreuen. Nur die Frau?

»Kinder?« Ingo und ich sind auf einer Wellenlänge, er kommt meiner Frage zuvor.

»Eine Fünfjährige. Das Krankenhaus hat die Frau vorhin angerufen und ihr gesagt, dass er tot ist.« Er tritt unruhig von einem Bein aufs andere. »Am Telefon.«

Ich reiße die Augen auf. »Wie? Einfach angerufen, guten Tag gesagt und mitgeteilt, dass ihr Mann gestorben ist?« Das kann ich nicht glauben.

»Doch«, er nickt bedächtig. »Genau so. Der Arzt sprach zufällig ein paar Brocken Rumänisch.« Die Frau hat angefangen zu schreien, und dann ist die Telefonverbindung abgerissen. Da hat der Arzt es mit der Angst zu tun bekommen und die Polizei angerufen. »Wir sind hergefahren, aber sie hat nicht aufgemacht. Ans Telefon ist sie auch nicht mehr gegangen. Wir … naja, wir mussten rein, sie hätte medizinische Hilfe brauchen können.« Er zeigt auf die zersplitterte Wohnungstür.

Wir verstehen. Und wir erfahren, dass sie weinend mit ihrem Kind im Bett lag, als die Polizei sie in der Wohnung fand.

»Felicia. So heißt die Kleine.«

Wir gehen rein.

Sie raucht. Eine dunkelblonde schmale Frau. Offenes Gesicht, rotgeweinte Augen, ein zartes Lächeln. Ein mageres dunkelhaariges Mädchen spielt mit einer Puppe auf dem Teppich. Es schaut nicht hoch. Eine hochschwangere Frau sitzt am Küchentisch daneben und blickt uns betreten entgegen. Das muss ihre Bekannte sein.

Frau Mazilescu weint leise, schluchzt immer wieder. Und sie lächelt, beides gleichzeitig. Sie ist traurig, verzweifelt und versucht doch, stark zu sein. Dieses erste Bild, was ich mir in diesem Moment von ihr mache, wird sich im Laufe der Betreuung nicht ändern.

Ich setze mich zu den beiden Frauen. Ingo wartet zunächst mit den beiden Polizisten im Flur. Ich stelle mich vor und bitte die Freundin zu übersetzen.

»Wir überlegen gerade, wie wir das Auto holen können«, sagt sie.

»Das Auto?«

»Sie muss sein Auto holen. Aber wir haben keinen Führerschein. Können Sie das Auto fahren?«

Noch ehe ich antworten kann, wendet sie sich ab und scheint das Gesagte ins Rumänische zu übersetzen.

Die Witwe nickt eifrig.

Das Auto. Es scheint ihr wichtig. Dabei kann sie es nicht einmal fahren.

Es ist eine normale Reaktion in einer unnormalen Situation. Es ist Ausdruck dessen, was sie im Moment verstehen kann: Ein Gegenstand der Familie muss bei der Polizei abgeholt werden. Das ist eine Dimension, die sie begreifen kann. Dass ihr Mann tot ist und sie ohne ihn weiterleben muss, das ist ihr unbegreiflich.

Ich bitte Ingo, zu klären, was es mit dem Auto auf sich hat. Er verschwindet telefonierend im Treppenhaus, während der Rumänisch sprechende Polizist wieder hereinkommt.

Ich verstehe nicht, was er der Frau sagt. Aber er nimmt sie in den Arm. Das kann ich übersetzen. Er verabschiedet sich von einer Landsmännin in Not in einem Land, dessen Sprache sie nicht spricht.

Ich erfahre nach und nach, dass ihr Mann und der Vater des Kindes als Arbeiter auf dem Bau alleine das Geld für die Familie verdient und alles Finanzielle erledigt hat. Sie verbringt die meiste Zeit mit ihrer Tochter in der Wohnung. Sie spricht kein Deutsch, und Felicia geht erst seit drei Wochen in eine KiTa.

Sie ist ohne Familienangehörige hier.

Ohne Freunde.

Ohne Arbeit.

Ohne Sicherheit.

Und ohne ihren geliebten Mann.

Sie ist isoliert. Und Felicia mit ihr.

Ingo hat herausgefunden, dass das Auto auf dem Auto-Verwahrplatz der Polizei steht, und ausgehandelt, dass es dort zehn Tage kostenfrei bleiben darf. Das verschafft der Witwe Zeit. Sie nickt, während die Bekannte übersetzt.

Sie läuft unruhig durch die Wohnung, sucht etwas, runzelt die Stirn, wühlt in Schubladen. Dann hält sie triumphierend einen Autoschlüssel in die Luft und stößt heftige Schluchzer aus.

Sie hat den Ersatzschlüssel des Autos gefunden, und sie sieht aus, als hätte sie einen Etappensieg im Kampf ums Überleben errungen. Ein reales Problem hat sie erfasst und gelöst. Ihre Kraft ist jetzt erschöpft, und die aufkommenden Fragen und Probleme sind zu bedrohlich, sie bricht zusammen.

»Wovon soll sie leben? Muss sie aus der Wohnung raus?«, übersetzt die Freundin.

Die Witwe zieht wimmernd ihr Portemonnaie aus einer Handtasche. Sie öffnet es und zeigt mir einen Fünfzig-Euro-Schein. Das ist alles, was sie hat, das Konto läuft auf den Namen ihres Mannes, und sie hat keine EC-Karte.

»Sie kann erst in den nächsten Tagen Geld abheben. Um an das Konto ihres Mannes zu kommen, muss sie leider auf den Erbschein warten«, versuche ich der Freundin zu erklären, während ich den Blick der Frau festhalte. Die Freundin senkt die Stimme: »Die beiden sind nicht verheiratet.«

Ich schlucke, als mein Gehirn nach und nach die Dimension dieser Information erfasst.

Sie ist nicht mit dem Vater ihres Kindes verheiratet.

Das heißt, dass sie keinerlei Rechte auf sein Geld hat, solange es kein anders lautendes Testament gibt. Die Tochter ist die alleinige Erbin. Sie ist nicht mal die Witwe. Jedenfalls nicht im juristischen Sinne. Wenn sie kein eigenes Geld hat … an seines kommt sie nicht heran.

Lähmende Stille.

Frau Mazilescu schaut fragend zu ihrer Bekannten, sie soll übersetzen. Die zuckt die Schultern. Ich habe ja nichts gesagt. Frau Mazilescu zieht gierig an einer neuen Zigarette.

Ich möchte noch etwas wissen, bevor ich mich mit Ingo beraten kann, der bei dem kleinen Mädchen auf dem Teppich sitzt und versucht mit ihr zu spielen. »Die Wohnung? Steht sie im Mietvertrag?«

»Nein. Kein Mietvertrag. Keine Krankenversicherung«, betont die Freundin.

»Sie hat keine Krankenversicherung?«, wiederhole ich.

Sie übersetzt. Beide Frauen schütteln den Kopf.

Ich bin entsetzt.

Und werde langsam nervös. Ich gehe auf und ab.

Ich hebe den Kopf, und Frau Mazilescu schaut mir direkt in die Augen. Sie kommt auf mich zu, und ich nehme sie in den Arm. Wenn wir keine Worte haben, sprechen Taten. Ich versuche Zuversicht auszustrahlen. Wir werden einen Weg finden. Keine Ahnung wie, aber wir finden einen, wir müssen.

Ingo hat eine Idee. »Die Familie braucht auf jeden Fall Essen für die nächsten Tage. Ich fahre Lebensmittel einkaufen.«

Der Moment der Verzweiflung ist erstmal überwunden. Wir sind handlungsfähig, denn das KIT hat über eine Stiftung für Kinder in Not begrenzten Zugang zu Geldmitteln, die für solche Zwecke ausgegeben werden können.

Wir lassen die Freundin übersetzen.

Die Witwe lehnt ab. »Nein, das brauchen Sie nicht zu tun«, sagt die Freundin. Frau Mazilescu wedelt abwehrend mit der Hand.

Schämt sie sich?

»Felicia muss essen«, sage ich. Die Freundin deutet auf den Topf, der auf dem Herd steht. Die Frau hebt den Deckel, und ich rieche frische Hühnersuppe. Sofort steigen vor meinem inneren Auge Erinnerungen an meine Kindheit auf, in der meine Mutter immer Hühnersuppe gekocht hat, wenn ich krank war. »Das tut gut«, lächele ich ihr zu, »aber ich dachte mehr an Vorräte. Brot, Milch, Obst, Gemüse, Butter, Aufschnitt … solche Sachen.«

Frau Mazilescu schaut skeptisch.

»Okay?« frage ich und schaue sie bittend an.

»Okay.« Sie schaltet die Herdflamme unter dem Suppentopf ein.

»Felicia kann uns helfen, die Einkaufsliste zusammenzustellen«, bitte ich die Freundin. So können wir endlich das Kind mit in die Aktivitäten der Erwachsenen einbinden. Sie ist nicht länger eine Außenseiterin. Felicia kommt an den Tisch geeilt, und gemeinsam erstellen wir eine Liste. Ich lächele sie an, versuche ihr nonverbal zu signalisieren, dass ich, die Fremde, es gut mit der Familie meine. Die Kleine zählt uns eifrig ihre Lieblingsspeisen auf, die Freundin übersetzt.

Ihre Mutter rührt traurig lächelnd in der Hühnersuppe und beginnt, den Tisch für fünf Personen zu decken. Nein, wir essen nicht mit. Wir nehmen dankbar ein Glas Wasser und erklären, dass wir gerade vom Mittagessen kommen.

Ich habe eine neue Idee, während die drei ein paar Löffel Suppe essen. Vielleicht können wir in der rumänischen Gemeinde jemanden finden, der ihr für die nächste Zeit mit Sprachkenntnissen zur Seite steht. Ingo hängt sich erneut ans Telefon. Und tatsächlich schafft er es, einen Rumänisch sprechenden Pastor zu organisieren, der sich erstmal um die beiden kümmern wird. Ein kleines Signal, dass sie nicht allein gelassen werden.

Ingo bricht zum Einkaufen auf, und auch die Bekannte will gehen. Ich bitte sie, mir vorher einen letzten Gefallen zu tun. Ich möchte mit Felicia sprechen. Sie hat bisher viel zu wenig Aufmerksamkeit bekommen.

Die Bekannte sagt, dass die Mutter der Kleinen bereits alles erklärt hat. Ich frage, wie es ihr geht. Ob sie Fragen hat. Sie löffelt still ihre Suppe, sagt kein Wort. Was mag in ihr vorgehen?

Sicher fürchtet sie sich vor den Tränen ihrer Mutter und den vielen unbekannten Menschen, die in ihrem Wohnzimmer sitzen und eine fremde Sprache sprechen.

Ich bitte die Bekannte genau zu übersetzen und frage Frau Mazilescu, ob sie Felicia wirklich gesagt hat, dass ihr Papa tot ist. Keine Ausflüchte? Eine Fünfjährige hat noch keine Angst vor dem Tod und vor allem ein Recht darauf zu erfahren, dass ihr Papa nicht wieder nach Hause kommt. Und es ist wichtig, dass sie alles versteht, damit sie keine falschen oder magischen Fantasien und Vorstellungen entwickelt.

Frau Mazilescu nickt.

Ob sie darüber gesprochen haben, wie ihr Vater gestorben ist? Dass er vermutlich krank war und sein Herz aufgehört hat zu funktionieren? Niemand hat es geschafft, es wieder zum Schlagen zu bringen. Niemand hat Schuld daran. Vor allem nicht Felicia. Ich versuche zu erklären, wie wichtig diese Informationen sind, damit Felicia mit der Situation umgehen kann. Niemand von uns kann in ihre Gedankenwelt schauen, wir müssen versuchen, ihr alles so klar wie möglich zu erklären.

Wieder nickt ihre Mutter.

Felicia fixiert mich regungslos. Sie wirkt nicht sonderlich beeindruckt von meinem ernsten Tonfall und den vielen Fragen.

Ich bitte die Bekannte, Felicia direkt zu fragen, ob ich ihr noch etwas erklären soll. Sie darf so viele Fragen stellen, wie sie möchte.

Keine Reaktion.

Ich gehe zu ihr und streichle ihr kurz über den Kopf. Lächele sie an. Es ist in Ordnung. Sie ist in Ordnung.

Die Mutter schüttelt den Kopf. Sie sei sicher, dass Felicia erst fragen werde, wenn alle gegangen sind.

Ich muss darauf vertrauen, dass die Mutter einen Weg findet, mit ihrer Tochter über den Tod zu sprechen.

Etwas später verabschieden wir uns und vereinbaren, dass ich Frau Mazilescu morgen früh abhole, um mit ihr ins Institut für Rechtsmedizin zu fahren. Die kleine Felicia soll bei der Bekannten bleiben. Sie spielt inzwischen wieder still und leise auf dem Teppich. Sie sieht nicht einmal hoch, als ich mich von ihr verabschieden möchte.

Ich hocke mich zu ihr. »Bis morgen, meine Süße.«

Sie sieht mich aus unergründlichen Augen an. Keine Tränen, keine Regung, keine Sprache.

Zehn Uhr dreißig am Samstagmorgen: Wie am Vortag vereinbart mache ich mich auf den Weg, um Frau Mazilescu zu Hause abzuholen und gemeinsam mit ihr ins Universitätskrankenhaus zu fahren. Ich habe in der Nacht viel an Felicia denken müssen. Sie ist noch so klein, so zart und ohne Möglichkeit, sich zu verständigen, eine solche Situation kann man sich schwer vorstellen.

Als ich ankomme, stehen die beiden Hand in Hand wartend vor der Haustür, während ich einen Parkplatz in der

Nähe finde. Sie haben mich noch nicht gesehen und stehen dort schicksalsergeben, in sich gekehrt. Es ist ein Anblick, der mich unendlich traurig stimmt. Außerhalb der Wohnung wirken sie kleiner, und verloren.

Wo ist die Bekannte, die auf Felicia aufpassen will?

Als ich auf sie zugehe, bedeutet Frau Mazilescu mir, dass wir Felicia mitnehmen, die Bekannte ist nicht gekommen.

Ich finde das nicht so schlimm. Auch Felicia soll sich von ihrem Vater verabschieden dürfen.

Bei den beiden angekommen knie ich mich zu ihr und sage *Hallo*. Sie blickt mich wieder reglos an. Wie gut, dass ich einen großen braunen Teddy zum Trösten mitgebracht habe. Ich stelle ihr den Teddy vor. Natürlich versteht die Kleine kein Wort, doch der Griff nach dem Kuscheltier ist eindeutig.

Es wird eine traurige Autofahrt. Die beiden sehen aus, als ob sie nicht geschlafen haben. Ich gestikuliere, während wir an einer Ampel stehen. Richtig, geschlafen haben sie kaum. Essen? Nur Felicia. Schweigend fahren wir durch die große Stadt. Frau Mazilescu zeigt mit dem Finger aus dem Fenster und spricht leise mit ihrer Tochter. Beide machen so große Augen, dass ich vermute, dass ihnen die meisten Stadtteile vollkommen fremd sind.

Als wir im Institut für Rechtsmedizin ankommen, drückt Felicia den Teddy enger an sich. Sie spürt, dass hier etwas Besonderes vor sich geht. Frau Mazilescu gestikuliert, dass die Kleine ihren Vater nicht sehen soll. Ich blicke sie lange an, ich würde Felicia gerne mitnehmen. Aber es bleibt dabei: die Kleine nicht. Natürlich respektiere ich die Entscheidung. Die Ärztin erwartet uns, und ich erkläre, dass die Tochter dabei ist und sich jemand um sie kümmern müsste. Ob ein Mitarbeiter kurz auf sie aufpassen kann? Ein junger Student vom Empfang eilt sofort lächelnd herbei. Sie würden schon klarkommen. Und tatsächlich besorgt er in Windeseile einen großen Malblock und Filzstifte, und die beiden sitzen friedlich nebeneinander. Frau Mazilescu stehen die Tränen in den Augen. Mir auch.

Ich bitte sie um etwas Geduld, denn ich muss mir zuerst ihren Mann im Verabschiedungsraum ansehen, bevor sie zu ihm kann, so wollen es die Vorschriften.

Als ich vor dem Verstorbenen stehe, bitte ich die Ärztin seine Hände unter der Decke hervorholen zu dürfen. Da er keine Verletzungen hat, ist das bedenkenlos möglich, und so richten wir gemeinsam seine Arme und Hände neu aus. Frau Mazilescu soll die Hand ihres Mannes halten und streicheln können. Hände, die ihr nicht mehr antworten können. Die nie wieder ihre eigenen drücken werden.

Wieder im Erdgeschoss angekommen schaut sie mich mit erwartungsvollen Augen an. Ich setze mich zu ihr und versuche zu lächeln. »Es ist alles bereit für Sie beide, gleich sind Sie ein letztes Mal zusammen.«

Sie versteht mich irgendwie und seufzt. Frau Mazilescu geht langsam mit mir die Treppe zum Verabschiedungsraum hinunter. Schritt für Schritt.

Als wir vor der Tür stehen, strafft ihr Körper sich, und für einen Moment habe ich die Befürchtung, sie will kehrtmachen und die Treppe wieder hinauflaufen. Aber sie atmet tief ein und aus, krallt sich in meinen Arm und zieht mich hinein.

Sekunden später braucht sie meinen Arm nicht mehr.

Sie hat ihren Mann gesehen, ist auf ihn zugegangen und bei ihm angekommen.

Ich trete an die Tür zurück und lasse sie in letzter Zweisamkeit beisammen sein.

Sie kniet sich hin, beginnt ihn zu streicheln und mit ihm zu sprechen. Es ist ein langes Gespräch.

Die Rückfahrt verläuft so schweigsam wie die Hinfahrt. Und doch liegen Welten dazwischen.

Ich muss daran denken, dass ich gestern noch über den inszenierten Großeinsatz sinniert habe. Jetzt bin ich mit dem realen Tod konfrontiert. Ich begegne dem unspektakulären Tod, der keine Heerscharen an Rettungskräften fordert und doch nicht minder tragisch ist. Denn für die Betroffenen ist es ein Tod zu viel. Frau Mazilescu und Felicia haben ihren *Einen* verloren. Den einen Ehemann. Den einen Vater.

Als ich mich vor der Haustür von den beiden verabschiede, rollen Felicia plötzlich still die ersten Tränen über die Wangen. Das kommt für mich so unerwartet, dass auch mir die Tränen in die Augen treten. Ich bin froh über ihren Gefühlsausdruck. Ihr Verstummen ist keine Tapferkeit. Was in ihr vorgeht, kann ich nicht erkennen, aber sie hat genau verstanden, wie traurig ihre Mama ist, und vielleicht sogar, dass sie ihren Papa nicht wiedersehen wird. Ihre Tränen sind ein Zeichen für ihre ersten sich Bahn brechenden Gefühle, denen noch viele folgen werden.

Ich schließe sie fest in meine Arme. Und sie lässt es zu.

Als ich gehe, winke ich noch einmal von der gegenüberliegenden Straßenseite.

Felicia winkt zurück.

Die zerrissene Familie

Es gibt selten Tage, an denen ich mich frage, warum ich mir die KIT-Arbeit antue. Dann habe ich so schreckliche Dinge gesehen und erlebt, dass ich aufhöre, die Menschen zu verstehen. So einen Tag erlebte ich während meiner Bereitschaft im letzten Frühjahr.

Als der KIT-Klingelton meines Handys an diesem Samstagmittag ertönt, überlege ich ein paar Sekunden, ob ich überhaupt rangehen soll. Hätte ich doch nur das Telefon auf Stumm gestellt. An diesem Wochenende passt es mir überhaupt nicht, zu einem KIT-Einsatz gerufen zu werden. Es ist der erste Samstag seit geraumer Zeit, den mein Mann und ich wirklich frei haben, gemeinsam. Er hat keinen Dienst, ich keine KIT-Bereitschaft, wir haben keine Verabredungen, keine Termine. Einfach nur Zeit für uns. Zeit, auf die wir uns angesichts der hektischen Wochen sehr gefreut und die wir uns wirklich freigeschaufelt haben. Wenn ich jetzt ans Telefon gehe … Natürlich gehe ich ran. Ich schaffe es nicht, einen KIT-Kollegen hängen zu lassen.

Ein paar Minuten später weiß ich, dass es vorbei ist mit unserem Samstag. Mein Mann weiß es auch. Er liest es in meinem Gesicht. Schade, meint er, vielleicht haben wir noch den Abend.

Während ich auf dem Weg zum Einsatzort bin, versuche ich zu verarbeiten, was meine Kollegin mir gerade am Telefon berichtet hat. Ein Mann hat seine Ehefrau, die Mutter der beiden gemeinsamen Söhne, schwer verletzt. Es ist noch unklar, ob die Frau die vielen Messerstiche überleben wird. Die Tat geschah im Keller des Wohnhauses. Die Söhne haben zwar nichts gesehen, aber sie haben wohl im Treppenhaus gestanden und die Mutter schreien gehört. Zwei Jungen, elf und dreizehn Jahre alt. Der Täter ist wenig später vor den Augen seiner Kinder, mit dem blutigen Messer noch in der Hand, verhaftet worden. Nachbarn hatten die Schreie ebenfalls gehört und haben sich dem Mann mutig entgegengestellt, bis die Polizei da war.

Warum war das alles passiert? Welcher Streit, welche Emotion, welcher Zustand kann eine solche Tat rechtfertigen? Mir fehlt die Fantasie.

Offenbar gab es einen massiven Ehekonflikt, hatte die Kollegin am Telefon weiter erzählt. Seit Jahren. Alkohol, Schläge, Streit. Die Ehefrau hatte sogar eine polizeiliche Wegweisung ihres Mannes erwirkt, weil sie Angst um sich und ihre Kinder hatte. Er hätte das Haus heute eigentlich gar nicht betreten dürfen.

Verwandte gebe es in Deutschland nicht, aber die Nachbarn seien Freunde der Mutter. Und der beste Freund des jüngsten Sohnes sei bereits eingetroffen.

Während mir die grausigen Details durch den Kopf gehen, versuche ich zu überlegen, was ich vor Ort tun kann, um meinen beiden Kolleginnen den Rücken für die Betreuung der Kinder freihalten zu können.

Die Kinder stehen ganz im Fokus unserer Aufmerksamkeit. Es ist unklar, ob die Mutter den Angriff überleben wird. Hoffnung dürfen wir den Söhnen nicht machen. Sie müssen hören, dass die Möglichkeit besteht, dass ihre Mama den Kampf verliert und sterben wird. Es ist umso wichtiger, dass die Jungs in dieser schrecklichen Zeit vertraute Menschen um sich herum haben, wenn es schon keine Verwandten mehr gibt.

Ich biege gerade erst in die Straße ein, in der die Wohnung der Familie liegt.

Am Ende der Straße stehen Streifenwagen. Ich parke an der Absperrung vor dem Wohnblock. Schaulustige und Pressevertreter stehen verstreut auf dem Gehweg. Ein Polizist führt mich zum Hauseingang. Hier stehen ebenfalls Polizisten vor der Absperrung.

»Die Kinder sind im vierten Stock«, sagt einer der beiden trocken. »Die Nachbarn versuchen zu helfen. Ist ziemlich viel los da oben.«

»Ist die Mordkommission schon da?«, frage ich. Versuchte Tötungsdelikte werden sofort an die Mordkommission übergeben, und ich darf einen Tatort nur mit deren Erlaubnis betreten. Der Polizist schüttelt den Kopf. »Auf der Anfahrt. Die Spurensicherung arbeitet schon. Der Tatort liegt im Keller.«

Ich nicke. Ich muss den Tatort gar nicht betreten, um zu den Kindern zu kommen, immerhin. Langsam gehe ich die Stufen hoch. Im ersten Stock stehen zwei Wohnungstüren offen. Niemand ist zu sehen. Im zweiten Stock arbeitet die Spurensicherung. Ich werde vorsichtig an Blutspuren an der Wand und auf dem Boden vorbeigeführt. Der Täter ist nach der Tat offenbar aus dem Keller hier hoch gekommen. Wollte er zu seinen Kindern?

Von oben dringen laute Stimmen und Weinen durch das Treppenhaus.

Die Atmosphäre ist beklemmend.

Im vierten Stock angekommen begegne ich laut diskutierenden Männern, die im Treppenhaus und im Wohnungsflur stehen. Ich höre, wie sie schimpfen, dass der Rettungswagen nicht schnell genug dagewesen sei, und ich halte Ausschau nach meinen Kollegen. In der Küche sitzen heftig weinende Frauen. Offensichtlich reagieren Nachbarn und Freunde sehr emotional. Nahezu expressiv. Sie klagen laut und heftig. Mir ist nicht wohl dabei. Und ich weiß immer noch nicht, wo die Kinder und meine Kollegen sind. Ich frage eine Frau. Schluchzend weist sie auf eine Zimmertür.

Leise öffne ich sie und schlüpfe in das Wohnzimmer.

Dann sehe ich die Kinder zum ersten Mal.

Sie sitzen auf dem Sofa. Das Zimmer ist abgedunkelt, trotz oder gerade wegen des Sonnenscheins draußen. Der elfjährige Tarek sitzt in der einen Sofaecke, in eine Wolldecke gehüllt, den Arm meiner KIT-Kollegin fest um ihn geschlungen. Der Kleine ist so in sich zusammengesunken, dass es aussieht, als würde er vom Sofa rutschen, sobald meine Kollegin ihn loslässt. Neben ihm ein Junge in seinem Alter. Er hält den Kopf gesenkt. Das muss sein Freund sein. Am anderen Ende des Sofas ein älteres Kind. Dabei fällt mir auf, dass die Brüder nicht nebeneinander sitzen. Sich nicht an den Händen halten oder sich wenigstens aneinanderkuscheln. Zwischen ihnen sitzen meine KIT-Kolleginnen. Die Kinder sind sich fremd, so sieht es zumindest aus. Sie sind in ihrem eigenen Schmerz, Kummer und Gedanken gefangen, jeder für sich. Beide brauchen etwas anderes als der jeweils andere. Der Kleine braucht Halt und Schutz gegen den Rest der Welt. Der Große, Hasim, stellt Fragen. Offenbar muss er sprechen, Informationen haben, um die Lage einschätzen zu können. Er schaut meiner Kollegin direkt ins Gesicht, will herausfinden, ob sie ihm die Wahrheit sagt oder etwas beschönigt.

Ich beobachte sie eine Weile.

Beide Jungen sind sehr hübsch. Der kleine Tarek mit seinen großen dunklen Augen und den kleinen Händen, die sich ratlos in die Decke krallen, weckt sofort einen Beschützerinstinkt in mir. Ich möchte alles ungeschehen machen, was ihm gerade passiert.

Auch hier im Wohnzimmer gibt es noch mehr Erwachsene, das fällt mir jetzt erst auf. Denn ich habe den Eindruck, dass niemand von ihnen trösten, halten oder stützen kann. Sie sind mit sich selbst beschäftigt, in ihrem eigenen Kummer gefangen und für die Kinder nicht hilfreich.

Meine Kollegin ist gerade dabei Hasim zu erklären, dass seine Mutter sehr schwer verletzt ist, operiert wird und um ihr Leben kämpft.

Die Kinder wissen also, dass die Möglichkeit besteht, dass sie die Verletzungen nicht überlebt. Aber können die beiden das verstehen? Können sie diese unvorstellbare Situation auch nur für einen Moment als eine mögliche Realität zulassen? Ist das auszuhalten?

Anders als Erwachsene können sich Kinder ein Leben ohne Eltern nicht vorstellen. Die Eltern waren seit ihrer Geburt an ihrer Seite. Wie geht ein Leben ohne sie? Sie wissen es nicht. Für sie muss die Zukunft ohne ihre Mutter einfach nur eine schwarze Wolke sein. Undefinierbar und ängstigend. Und diese Angst davor, alleine gelassen zu werden, liegt spürbar in der Luft. Aber wir können Hasim und Tarek diese Angst nicht nehmen, weil so viel dafür spricht, dass sie berechtigt ist. Wir können nur versuchen, da zu sein.

Meine Kolleginnen haben mich gesehen, aber deuten beide ein Kopfschütteln an. Sie haben jetzt keine Zeit für mich, wollen und können die Kinder keine Minute alleine lassen, um mir zu erklären, wie die Situation hier genau aussieht.

Ich muss mich selbst zurechtfinden.

Ich schleiche mich aus dem Wohnzimmer und winke zwei Frauen mit heraus. Die Kinder brauchen Ruhe und Geborgenheit. Keine Zuschauer. Gott sei Dank folgen mir die Frauen, ohne zu zögern. Ich bitte sie, mir zu erklären, wer hier wer ist und warum sich so viele Menschen in der Wohnung versammelt haben. Sie erzählen, dass es sich ausschließlich um Nachbarn und Freunde der Familie handle, dass jetzt keiner gehen will. Alle wollen bleiben. Müssen bleiben, bis klar ist, wie es weitergeht.

Um das herauszufinden, gehe ich wieder durch das Treppenhaus nach unten und nach draußen vor die Haustür, um nachzusehen, ob die Mordkommission schon eingetroffen ist. Ich möchte mit dem Leiter absprechen, wo wir die Kinder in den nächsten Tagen unterbringen können. Der Vater in Haft, die Mutter im Krankenhaus, und weitere Verwandte haben sie in Deutschland nicht. Wir müssen versuchen herauszufinden, was das Beste für die Kinder ist. Das Erträglichste in dieser grausamen Situation.

Den Einsatzleiter entdecke ich auf dem Rasenstück vor der Haustür. Er telefoniert. Ich grüße stumm und stelle mich zu ihm. Er lächelt. Wir kennen uns. Die emotionale Erholungspause tut gut. Hier gibt es keine stummen Spuren der Bluttat wie im Treppenhaus, keine Zerrissenheit und überbordende Angst wie in der Wohnung. Auf dem Rasen gibt es Struktur und Ruhe. Wenigstens für einen Moment.

Er beendet sein Telefonat und sieht mich finster an. Er berichtet, dass der Täter als Freigänger direkt aus dem Gefängnis zur Wohnung gekommen ist, wahrscheinlich mit der klaren Absicht, seine Frau zu töten.

Ich bin fassungslos. Ein ehemals liebender Vater kommt aus dem Gefängnis, um seine Familie zu zerstören? Ich bin schockiert und frage mich, wie jemand zu so etwas fähig sein kann.

Kurze Zeit später klingelt das Telefon des Mordbereitschaftsleiters schon wieder und nach einem Blick auf das Display murmelt er: »Das Krankenhaus.« Einige Sekunden später kann ich in seinem Gesicht lesen, dass die Familientragödie ihren Höhepunkt erreicht hat.

Der Vater der Kinder hat die Mutter mit Messerstichen in Herz, Lunge, Leber und Magen getötet.

Hasim und Tarek haben keine Mutter mehr.

Es ist inzwischen später Nachmittag, und ich rufe meine Kollegin oben in der Wohnung an, um ihr zu sagen, dass ich gleich wieder heraufkomme und den Einsatzleiter mitbringe. Wir kommen, um den Kindern die schreckliche Gewissheit zu überbringen. Meine Kollegen haben nur zwei Minuten Zeit, sich innerlich zu wappnen. Wir gehen langsam und schweigend die Treppen hoch, um den beiden Jungs zu sagen, dass ihre Mutter gestorben ist. Und auch in ihnen wird gleich etwas sterben. Ich mache die Tür zum Wohnzimmer auf und sehe den kleinen Freund von Tarek unbeweglich neben ihm sitzen. Ich bitte ihn, kurz herauszukommen. Er nickt arglos und steht auf. Ich schiebe den Einsatzleiter vor und schließe die Tür von draußen.

Doch auch geschlossene Türen verhindern die Erkenntnis nicht.

Der furchtbare, langgezogene Schrei eines Kindes, der sich in diesem Moment erhebt, dann ein zweites, leiseres, aber nicht weniger eindringliches atemloses Schluchzen, als im Wohnzimmer die entscheidenden Worte fallen, lässt alle in der Küche und im Flur der Wohnung erstarren. Die Schmerzensschreie der Kinder sind so eindringlich, dass es mir körperlich weh tut.

»Tareks und Hasims Mama ist gestorben«, spreche ich aus, was alle ahnen. Ich knie mich zu Tareks kleinem Freund. Sein stilles Zittern ist schlimmer als die lauten Schluchzer der Erwachsenen. Er zeigt die typische Empathie von jungen Kindern. Für ihn ist der Verlust beinahe so schlimm wie für Tarek selber. Der wichtigste Mensch im Leben seiner beiden Freunde ist tot, jemand, dessen Verlust kein Kind sich vorstellen müssen sollte. Ihre Mutter ist nicht mehr da, sie kann keine Sicherheit, Liebe, Wärme und Geborgenheit mehr geben, kann ihre Söhne nicht mehr im Arm halten, sie nicht mehr beschützen. Nie wieder.

Ich wiege den Kleinen lange im Arm und versuche ihn ein wenig zu trösten, bis das Zittern nachlässt. Ich streichle ihm immer wieder über den Kopf, er sagt kein Wort. Irgendwann fragt er leise, ob er wieder zu Tarek darf. Natürlich. Ich bringe ihn zurück ins Wohnzimmer.

Später habe ich die traurigen Formalitäten in Gang gebracht. Ein Verwandter der toten Mutter kommt morgen früh mit dem ersten Flug aus Marokko. Die Kinder dürfen nach Absprache mit dem Kinder- und Jugendnotdienst, der nun ihr amtlicher Vormund ist, diese Nacht bei den Freunden der Eltern bleiben. Die haben selber einen Sohn im Alter von Hasim, mit dem sich die Kinder gut verstehen. Die Klassenlehrer der Kinder sind verständigt und wollen morgen vorbeikommen. Der Weiße Ring wird sich um einen Anwalt kümmern, der die Interessen der beiden Kinder vertritt, und einen Traumatherapeuten organisieren. Dieser speziell ausgebildete Psychotherapeut wird ihnen über einen längeren Zeitraum zur Seite stehen, um ihnen zu helfen, die extremen Ereignisse zu verarbeiten, und eine gesunde Weiterentwicklung der beiden zu ermöglichen.

Für die Kinder ist das alles im Moment irrelevant. Sie sind erschöpft vom Weinen und wollen schlafen. Ihren Kummer einfach wegschlafen. Meine Kolleginnen holen noch ein paar persönliche Sachen und ihre Bettdecken aus der

Familienwohnung, darin werden sie sich wohl fühlen, wenn sie in den fremden Betten liegen, der Duft von Zuhause, von Vertrautheit und Sicherheit wird sie beruhigen und ihnen helfen einzuschlafen. Dann bringen wir die beiden zu den Nachbarn, auch sie sind mitgenommen von dem, was passiert ist, trotzdem sind sie für die beiden Jungs da.

Wir können nichts mehr für sie tun. Es ist eine traurige Verabschiedung.

Auf der Fahrt nach Hause kreisen meine Gedanken wie ein Karussell. Zerschnitten zwischen der hasserfüllten Welt des Tatorts und meiner eigenen Welt gehen mir Bilder durch den Kopf: Die um Tarek geschlungene Wolldecke. Der entlarvende Blick des Einsatzleiters, als das Krankenhaus anrief. Die Schreie. Immer wieder die Schreie der Kinder. Das Zittern des kleinen Freundes.

Es ist bereits dunkel, als ich meine Wohnungstür aufschließe und in meiner Welt ankomme. Wie wird mir mein Mann begegnen? Ist er enttäuscht über den verlorenen Tag? Ein bisschen verärgert? Was kann ich sagen, um ihn milde zu stimmen?

Mein Mann steht in der Wohnzimmertür, als ich reinkomme. Er nimmt mich in den Arm. Wenn ich von einem schweren Einsatz zurückkomme, drückt er mich oft länger und fester als sonst. Dieses Mal reicht das nicht. Er scheint es zu ahnen. Er versucht mich in den Alltag zurückzuholen, fragt, ob er mir etwas kochen soll. Ich fange an zu weinen.

Die Realität ist immer schlimmer als das, was sich Thriller-Autoren ausdenken können. Da wimmelt es nur so von

Serienkillern, die auf absurdeste Art und Weise morden. Aber niemand schreibt darüber, wie unsinnig das alles ist. Darüber, dass die Realität um ein vielfaches grausamer ist. Weil sie unendlich banaler ist.

Er hat sie mit Messerstichen getötet. Mitten ins Herz. Die Mutter seiner Kinder.

Und er hat dabei auch das Herz seiner beiden kleinen Jungen zerrissen, wie kann das möglich sein, immer und immer wieder stelle ich mir diese Frage. Meine eigenen Schutzmechanismen, die Strategien, wie ich mit schweren Fällen sonst umgehe, um damit weiterleben zu können, das alles scheint diesmal zu versagen. Ich kann die Kinder nicht vergessen, immer wieder bin ich zurückgeworfen auf die Frage nach dem Warum.

Sie waren tapfer, die beiden Kleinen. Konnten äußern, dass sie bei den Nachbarn bleiben wollten. Ein paar Stunden schlafen, um zu vergessen und Kraft zu sammeln. Für den nächsten Tag. Und den übernächsten. Der Beginn eines Lebens ohne Eltern.

Wie soll ich meinem Mann erklären, wie froh ich war, wieder nach Hause zu fahren? Und wie schwer es gleichzeitig ist, einfach in diese vertraute, friedliche Umgebung zu kommen? Dass ich weine, weil diese Tat so hasserfüllt und schrecklich ist und seine Güte und Liebe dagegen noch größer werden, mir so viel bedeuten?

Ich weine über das Schicksal der Kinder.

Und voller Demut und Dankbarkeit für meine kleine Welt.

Exkurs: Kinder und der Tod

So unterschiedlich die geschilderten Einsätze auch waren, tote Säuglinge, ein Kind, das seinen Vater verloren hat, und Geschwister, die miterleben mussten, wie ihr Vater die geliebte Mutter getötet hat, eint sie doch eines: Es zerreißt uns das Herz, dass die Kleinen sich uns Erwachsenen anvertraut haben und wir nicht verhindern konnten, dass Unfassbares geschehen ist. Dass wir ihnen nicht einmal den Schmerz abnehmen können. Dass es sich anfühlt, als hätten wir sie enttäuscht.

Es heißt: Wenn Eltern sterben, stirbt die Vergangenheit. Wenn der Partner stirbt, stirbt die Gegenwart. Wenn Kinder sterben, stirbt die Zukunft.

Wenn Kinder sterben, ist es ein unvorstellbares Unglück für die Eltern. Verlieren Kinder ihre wichtigsten Bezugspersonen durch den Tod, ist es ebenfalls eine Katastrophe. Die Aufgabe von uns Erwachsenen ist es, Kinder zu schützen. Und so ist es immer eine große Herausforderung und Belastung für Verwandte, Freunde und Bekannte, Lehrer und für Rettungskräfte, wenn ein Kind vom Tod betroffen ist.

Selbst erfahrene Polizei- oder Rettungskräfte sind oft unsicher im Umgang mit betroffenen Kindern. Sind sie selber Eltern, kann der Vergleich mit den eigenen Kindern zur

Bürde werden. Sie fühlen dann nicht mehr mit, sondern sie leiden mit. Haben sie keine Kinder, fühlen sie sich ihnen gegenüber vielleicht steif, ungeübt und unsicher und möchten den Kontakt lieber anderen Kollegen überlassen, denen, die selbst Eltern sind und vielleicht besser wissen, was zu tun ist.

Gerade bei Kindern, die einen schweren Verlust erleiden, ist es für uns Erwachsene hilfreich zu wissen, dass Kinder den Tod altersbedingt sehr verschieden erleben. Für sie ist die Angst davor, alleingelassen zu werden, viel größer als die vor dem Tod. Sie brauchen Sicherheit. Kinder verstehen vieles von dem, was um sie herum geschieht, noch nicht oder nehmen nur Teile davon wahr. Daher möchten sie allerhand wissen. Im KIT-Einsatz versuchen wir ihnen bestimmte Tatsachen nicht vorzuenthalten, auch wenn wir Kinder instinktiv vor der harten Realität beschützen möchten, und sie noch mehr als Erwachsene vor der Wahrheit verschonen wollen. Deshalb sind wir geneigt, schlimme Nachrichten abzumildern und sie weniger hart darzustellen. Aber trotzdem müssen wir ihnen auch einen Todesfall in der Familie offenbaren. Es wäre fatal, wenn sie davon zufällig von einem Fremden erfahren würden. Wir haben dann keinen Einfluss mehr darauf, *wie* und *was* sie über den Tod des Familienmitglieds erfahren, wie sie ihn wahrnehmen und damit umgehen.

Wir versuchen die Eltern oder andere bekannte Erwachsene auf ein Gespräch vorzubereiten oder zu unterstützen, wenn die Familie überfordert ist. Wir müssen so ehrlich wie möglich sein und dürfen die Kinder nicht anlügen, auch nicht aus falsch verstandener Fürsorge. Grausame Details vermitteln wir selbstverständlich nicht. Und wir achten besonders darauf, Informationen altersgerecht und in einfacher Sprache zu vermitteln.

Wir sagen nicht, dass der Papa »von uns gegangen« oder »eingeschlafen« ist. Das ist eine Umschreibung des Todes, die ein Erwachsener interpretieren könnte, ein Kind jedoch könnte sie wörtlich verstehen. Es können so Bilder und Vorstellungen bei Kindern entstehen, die sie manchmal jahrelang mit sich herumtragen und die fatale Auswirkungen auf ihre durch den Verlust sowieso schon belastete Psyche haben können: So kann der Schlaf beispielsweise durch eine falsche Beschreibung des Sterbens plötzlich gefährlich werden, denn vielleicht wacht man nicht wieder auf. Es ist dann also nicht verwunderlich, wenn ein Kind abends nicht mehr schlafen gehen will. Oder wenn das Kind Verlassenheitsängste bekommt, wann immer die Mutter »gehen« will. Wir müssen die Wahrheit klar und deutlich formulieren, das ist hart, aber der einzige Weg, ihnen einen Umgang mit dem Tod zu ermöglichen: »Der Papa ist gestorben. Er ist tot.« Und für kleinere Kinder erklären wir: »Tot, zu sein, das bedeutet, dass man nicht mehr atmet, nicht mehr isst und trinkt, nichts mehr fühlt, nichts mehr weh tut. Das bleibt so, und der Papa wird nicht wieder lebendig.«

Auch bei einem Suizid oder einer Gewalttat muss man um ehrliche Worte ringen. Die Kinder erfahren die Wahrheit ja doch – und besser, sie erfahren es von der Mutter, dem Vater, Verwandten oder vom KIT, als auf dem Schulhof.

Die genauen Details des Todes sind meistens nicht so wichtig, sondern die Tatsache, dass wir die Kinder mit ihren

Fragen ernst nehmen. Und wir müssen auch nicht immer alle Fragen beantworten können. Wir sagen auch manchmal: »Das weiß ich nicht.«

Oft haben Kinder Angst, ihre Fragen zu stellen. Daher darf man Sprachlosigkeit nicht als Teilnahmslosigkeit, mangelndes Interesse oder Tapferkeit interpretieren. Kinder teilen sich auch über Gesten, Blicke und Handlungen mit. Und sie brauchen Zeit.

Wir sehen genau hin, »betüdeln« sie nicht, sondern nehmen sie ernst – egal in welchem Alter. Wenn wir darüber Bescheid wissen, welche Vorstellungen Kinder vom Tod in unterschiedlichen Altersstufen haben, dann können wir auch ihre Reaktionen darauf besser einordnen.

Bis zu ihrem dritten Lebensjahr haben Kinder keine konkreten Todesvorstellungen. Für sie ist Tod nichts Endgültiges, sondern ein vorübergehendes Phänomen. Der Opa ist für sie gerade nicht da. Sie haben noch keine genaue Zeitvorstellung, da sie kein Verständnis von Unendlichkeit haben. Das ist aber die Voraussetzung für das Verstehen der Unumkehrbarkeit des Todes.

Dennoch reagieren auch kleine Kinder stark auf den Tod in der Familie. Sie erleben den Tod als *Trennung*. Und mit Trennung haben sie schon Erfahrungen gemacht, wenn das geliebte Kuscheltier zum Beispiel verschwunden ist. Kinder haben Angst vor Trennung und Angst davor, verlassen zu werden. So sind kleine Kinder sehr anhänglich gegenüber ihren Eltern, wenn sie mit ihren feinen Antennen spüren, dass in der Familie etwas vor sich geht, und sie wollen dann nicht mehr alleine bleiben.

Auch vom dritten bis siebten Lebensjahr bedeutet der Tod noch, dass jemand nicht da ist, und wird als ein vorübergehender Zustand wahrgenommen. Auch die etwas älteren Kinder haben noch keinen Unendlichkeitsbegriff. Dennoch setzt in diesem Alter eine neue Wahrnehmung des Todes ein. Die Kinder verstehen, dass beispielsweise tote Tiere sich nicht mehr bewegen. Vielleicht töten sie selber schon mal eine Ameise oder Fliege. Doch auf Menschen können sie dieses Wissen noch nicht übertragen, sie glauben noch immer, dass die Toten denken und fühlen, weil sie sich nichts anderes vorstellen können. Dass der Tod alle Körperfunktionen gleichermaßen betrifft, dass der Mensch aufhört zu existieren, können sie noch nicht verstehen. So fragen sie vielleicht am offenen Sarg der Großmutter: »Darf ich Oma anfassen, oder tut ihr das weh?«

Kinder in diesem Alter sind interessiert am Tod und weitgehend angstfrei, da es den *eigenen* Tod in ihrem Erleben noch nicht gibt. Für sie trifft der Tod nur andere Menschen. Darüber hinaus helfen ihnen magische Vorstellungen keine Angst vor dem Tod zu haben: »Der Opa passt vom Himmel auf mich auf, und deshalb kann mir nichts passieren.«

Vom siebten bis elften Lebensjahr können Kinder sich in Situationen einfühlen und beginnen zu verstehen, dass der Tod unumkehrbar ist. Sie glauben vor allem, dass nur alte Menschen sterben. Als Todesursache kommt nur das natürliche Lebensende in Frage. Mitunter wird auch angenommen, dass Menschen dann früher sterben, wenn sie »etwas

Böses« getan haben. Das *eigene* Sterben spielt aber noch immer keine Rolle für Kinder dieses Alters. Sie haben stattdessen ein sachliches und nüchternes Interesse am Tod und stellen viele Fragen. Vor allem Äußerlichkeiten sind interessant: »Wo ist der Kopf verletzt?«, »Wie viel Blut war da?«, »Wie kommt der Sarg in die Erde?« Dinge, die sie nicht verstehen oder beobachten können, machen Kindern Angst. »Was wird dann aus dem Körper in der Erde?« Sie bannen ihre Ängste durch ein Fantasieren von Unsterblichkeit und »proben« die Auseinandersetzung mit dem Tod zum Beispiel durch Cowboy-Schieß-Spiele.

Erst ungefähr ab dem elften Lebensjahr haben die Kinder ein Todesverständnis, das dem von Erwachsenen nahe ist. Sie stellen sachliche Fragen über die Folgen des Todes. Vorherrschend sind Gefühle wie Angst und Trauer, und die Kinder sind häufig sprach- und hilflos. Sie halten das Weinen von anderen Kindern oder Erwachsenen schlecht aus, da ihr hohes Empathieerleben sie mitfühlen lässt. Sind Kinder dieses Alters plötzlich und direkt mit dem Tod konfrontiert, können sie in ein früheres Entwicklungsstadium zurückfallen. Sie brauchen die Erwachsenen, um das Trauern zu lernen, um einen Ausdruck für ihre Gefühle zu finden. Hierzu sind Kindertrauergruppen besonders geeignet. In der spielerischen Auseinandersetzung mit anderen Kindern, die Ähnliches erlebt haben, finden sie einen altersentsprechenden Ausdruck ihrer Liebe und Trauer um den verstorbenen Menschen in ihrer Nähe.

Viele Eltern und andere Erwachsene möchten Kindern das alles ersparen und sie nicht mit dem Thema Tod belasten. Ich glaube, das ist eher eine Abwehrreaktion, um uns Erwachsene zu schonen. Vielleicht schützen wir damit auch das eigene innere Kind in uns. Denn unsere kindlichen Erfahrungen sind in unserem emotionalen Gedächtnis gespeichert, und wir erleben bei Verzweiflung von Kindern diese intensiven Gefühle quasi genauso ungeschützt mit. Es fällt uns darüber hinaus schwer, mit Kindern über dieses Tabu zu sprechen. Wir wissen einfach nicht genau, wie wir das anstellen sollen, wir wehren uns dagegen, weil wir finden, dass Kinder den Tod nicht so früh erleben sollten. Für uns macht es Sinn, dass sie noch keine Vorstellung vom Tod haben, denn sie sollten sie nicht haben müssen, es ist zu früh, wenn ein Kind mit dem Tod konfrontiert wird. Dabei gehen wir aber davon aus, dass Kinder genauso denken und fühlen wie wir Erwachsenen. Aber das tun sie nicht. Kinder sind keine kleinen Erwachsenen.

Kinder trauern beispielsweise nicht so dauerhaft wie Erwachsene. Ihre Trauer läuft eher in einzelnen Phasen ab. Sie sind für eine kurze Zeit verzweifelt und weinen bitterlich oder sind sehr wütend über den Verlust, dann geht es ihnen besser, und sie gehen spielen, lachen, und der Alltag geht weiter. Sie sind durch die Ereignisse ihres Alltags ablenkbar.

Vor dem Hintergrund des spät ausgebildeten Unendlichkeitsbegriffs lässt sich auch erklären, dass wir frühestens ab dem zehnten Lebensjahr von einem »Kinder-Suizid« sprechen können. Wenn ein jüngeres Kind zum Beispiel mit

Absicht auf die Straße vor ein Auto läuft, oder aus Frust und Ärger aus einem Fenster im vierten Stock springt, sprechen wir von einem Unfall, denn das Kind versteht zwar, dass diese Handlung gefährlich ist und zum Tode führen kann. Aber es weiß nicht, dass der Tod endgültig und unumkehrbar ist. Es begreift die Folgen seines eigenen Handelns nicht vollständig.

Vielleicht ist genau das auch ein Grund, warum mir Einsätze mit Kindern immer besonders nahe gehen. Sie sind den Ereignissen so schutzlos ausgeliefert. Sie können nicht einschätzen, wie ihr Leben weitergeht. Sie haben keine Hoffnung auf eine Besserung, der Verlust ist für sie existentiell bedrohlich, und es tut mir furchtbar weh zu sehen, wie untröstlich Kinder in ihrem Verlust sind. Aber Kinder sind auch anpassungsfähig. Wenn wir Erwachsenen sie nicht allein lassen, können wir ihnen vielleicht den nötigen Halt bieten, um mit dem Tod umzugehen.

Und das besänftigt. Die Kinder und die Erwachsenen.

»Mitgefühl führt auf natürliche Weise zu ethisch wertvollem Handeln.«
Tensin Gyatso

KAPITEL 4
Betreuung von Angehörigen nach Suizid

Ein Kind oder den geliebten Partner zu verlieren ist sicher das Schlimmste, was sich die meisten Menschen vorstellen können. Ein Kind oder den Partner durch Selbsttötung zu verlieren übersteigt diesen Schmerz noch einmal, da sich die Angehörigen unter Umständen eine Mitschuld für das Geschehene geben. Wie konnte das passieren? War ich nicht achtsam genug? Warum ist das trotz unserer Liebe passiert?

Die vielen unbeantworteten Fragen und intensiven Gefühle, die durch den Suizid eines Menschen ausgelöst werden, beeinflussen das Trauern um die Person stark.

Bei einem Tod durch Krankheit, bei einem Unfall oder sogar bei einem Gewaltverbrechen können wir ungefähr verstehen, was passiert ist. Wir hadern, aber wir verstehen es. Meistens können wir es rekonstruieren, nachverfolgen, erklären. Nicht so beim Suizid. Er ist vermeidbar, denken wir. Er ist selbst herbeigeführt, und so können bei den Angehörigen, neben der Verzweiflung um den Verlust eines lieben Menschen, auch Gefühle wie Schuld, Scham, Wut und Unverständnis hervorgerufen werden.

In den Einsätzen nach Suiziden ist die Situation mit den Angehörigen meistens emotional sehr aufgeladen. Niemand kann und will glauben, was passiert ist, wenn wir Angehörigen sagen müssen, dass sich ein nahstehender Mensch selbst das Leben genommen hat.

Daher ist auch die Betreuung der Angehörigen besonders berührend. Die quälenden Schuldgefühle der Betroffenen lassen mich oft hilflos zurück, denn sie sind sehr subjektiv, und ich kann sie ihnen durch bloßes Sprechen nicht nehmen. Ich kann nicht einfach sagen: »Das ist Unsinn, Sie trifft keine Schuld.« Ich weiß ja nichts über das Leben der Betroffenen. Vielleicht gab es sogar Gründe. Ich höre die bohrenden Fragen der Angehörigen und kann ihnen keine endgültigen Antworten geben. Ich höre ihren verzweifelten Ausspruch: »Ich hätte etwas tun müssen«, und kann sie nicht freisprechen, das ist nicht meine Aufgabe. Ich muss es aushalten und die Betroffenen die Antworten selber finden lassen, diese Selbstgeißelungen sind auch für mich schwer mit anzusehen.

In den ersten Stunden nach dem Verlust muss ich ihre Gedanken und Gefühle ernst nehmen und sie nicht einfach wegwischen mit einem viel zu einfachen: »Sie sind nicht schuld.« Die Angehörigen glauben mir das ohnehin nicht. Selbst wenn sie objektiv keine Schuld trifft. Zu diesem Zeitpunkt sind die Betroffenen für rationale Argumente nicht empfänglich. Ich kann ihnen keinen schnellen Trost anbieten, sondern akzeptiere ihre Zweifel, ohne sie zu kommentieren.

Das ist schwer auszuhalten, aber wichtig.

Ausgeschlossen

Als Psychotherapeutin beschäftige ich mich notgedrungen seit über zwanzig Jahren mit dem Thema Suizid. Ich habe Menschen kennengelernt, die ernsthaft mit dem Gedanken gespielt haben, sich das Leben zu nehmen. Menschen, die es versucht und überlebt haben. Gott sei Dank habe ich noch keinen eigenen Patienten verloren. Eines habe ich trotzdem gelernt: Diese Menschen haben eine Entscheidung getroffen. Eine letzte Entscheidung aus der Überzeugung heraus, dass es für sie keinen anderen Weg mehr gibt. Dass ein Suizid die Lösung aller Qualen und Nöte ist. Die Menschen, die ich kennengelernt habe, waren meistens depressiv erkrankt und ihre Überzeugungen durch die Erkrankung getrübt. Wenn jemand in einer solchen Situation den Weg zu mir findet, versuche ich zu helfen. Diese Menschen suchen Hilfe und wollen diese auch annehmen. Aber die Menschen tragen die Verantwortung für die Entscheidung über Leben oder Sterben alleine. Meine Einstellung dazu ist nicht relevant. Und dennoch darf ich den Respekt für diese Entscheidungen nicht verlieren, nur weil ich sie nicht gutheiße.

Manchmal ist das schwer.

So wie an diesem Frühlingstag.

Die Sonne scheint, die Eichhörnchen toben durch den

Walnussbaum, und ich schrubbe mit viel Enthusiasmus die Holzplanken meines durch den Winter strapazierten Balkons.

Der Polizeisirenenton des Handys straft meine Idylle Lügen.

»Betreuung einer Frau, deren Lebensgefährte sich das Leben genommen hat.« So lautete die Alarmierung der Leitstelle. Alter? Kinder? Umstände? Fehlanzeige. Der Disponent weiß nichts Genaueres, hat nur eine Telefonnummer des alarmierenden Polizisten für mich. Doch die ist ständig besetzt.

Ich packe meinen Eimer, Bürsten und Tücher zusammen und rufe meine Dienstpartnerin Katharina an. Sie ist zufällig ganz in der Nähe der Einsatzstelle. Ich hingegen quäle mich Minuten später mit dem Auto durch den Feierabendverkehr. Als ich am Einsatzort ankomme, bleibt mir der Mund offen stehen. Hatte der Disponent nicht von Suizid gesprochen?

In dem Haus, vor dem ich stehe, hat es gebrannt. Die Straße ist voll mit den schweren Einsatzfahrzeugen der Feuerwehr. Dutzende Feuerwehrmänner laufen umher, überall liegen Schläuche. Es stinkt nach Rauch und Ruß, der Garten steht unter Wasser.

Leere Fensterhöhlen und schwarze Rußsäulen an den Hauswänden verbreiten eine gespenstische Stimmung. Im Garten liegen angebrannte Möbel, und die Feuerwehr wirft noch weitere Einrichtungsgegenstände aus den Fenstern im ersten Stock.

Ich suche in dem Gewirr aus Menschen, die sich auf der

Straße und im Garten des Einfamilienhauses aufhalten, nach einem bekannten Gesicht.

Da ist Katharina! Sie löst sich aus einer Menschentraube.

Als sie vor mir steht und in mein ungläubiges Gesicht guckt, nickt sie vage und berichtet: »Die Feuerwehr entdeckte bei den Löscharbeiten im oberen Stockwerk eine Leiche. Sie wurde als der siebenundvierzigjährige Bewohner identifiziert. Er hat sich an die Heizung gefesselt. Mit einem Stahlseil festgebunden am Heizungsrohr. Neben ihm stand ein Benzinkanister. Das LKA geht von einem Suizid aus. Das Feuer verbreitete sich von dort aus, hat aber nicht das ganze Haus erfasst, und die Feuerwehr konnte den Rest löschen.« Sie nickt in Richtung einer Menschengruppe, die sich auf der Zufahrt zum Carport geschart hat. »Das Opfer lebte mit seiner Ehefrau in diesem Haus. Gerade sind ihre Eltern zu Besuch. Sie waren nicht im Haus, sie stehen alle unter Schock.«

Mir rasen Fragen durch den Kopf. Selbstverbrennung? Das ist Wahnsinn. Niemand will so qualvoll sterben, oder? War es wirklich ein Suizid? Ich kann es mir kaum vorstellen. Sich selbst das Leben zu nehmen ist schwer. Egal wie. Es gehört viel Mut dazu. Und Verzweiflung. Oder Wahnsinn. Aber im eigenen Haus Feuer legen? Vielleicht war es doch ein Unfall.

Ich versuche mich zu konzentrieren, denn diese Fragen – *Warum? Wieso? Weshalb?* – sind im Moment nicht wichtig. Für mich gilt nur: Jemand ist tot und hinterlässt verzweifelte Angehörige, die Unterstützung brauchen, für sie sind wir hier.

»Der Mann hat einige Kanister Diesel im Haus verschüttet. Die Nachbarn haben das Feuer bemerkt und die Feuerwehr gerufen. Niemand darf ins Haus, es sind noch zu viele Gase in der Luft.« Katharina holt tief Luft und ergänzt: »Während der Löscharbeiten kam die Ehefrau mit ihren Eltern vom Einkaufen zurück. Es ist ein Alptraum für sie. Sie hat alles verloren.«

Innerlich schüttelt es mich. »Wir können die Familie nicht auf der Straße betreuen«, formuliere ich einen ersten konstruktiven Gedanken. »Wenn ich dich richtig verstehe, hat die Ehefrau kein Zuhause mehr?«

Katharina nickt. »Die Ehefrau hat ihre Schwester verständigt. Bei ihr kann sie vorerst wohnen. Dauert aber etwas, ehe sie da sein kann.«

»Können die Angehörigen Abschied von dem Mann nehmen?«, frage ich.

Katharina zuckt die Schultern.

Ich verstehe. Feuer! Da ist eine Verabschiedung selten möglich. Trotzdem will ich es persönlich vom Einsatzleiter des LKA hören. Manchmal gibt es Wunder.

Ich suche und finde ihn. Er ist beschäftigt. Also muss ich mich kurzfassen. Entschieden schüttelt er den Kopf. Unmöglich. Der Mann sei zu stark verrußt und entstellt. Unzumutbar.

Feuer und Wasser können eine so große Zerstörung am menschlichen Körper anrichten, dass selbst einzelne Körperteile nicht mehr vorzeigbar sind. Aber wenn die Zeit des Abschieds fehlt, können Angehörige den Verlust besonders schwer realisieren.

Katharina blickt herüber. Sie hat gesehen, mit wem ich spreche. Ich schüttele den Kopf. Wir verstehen uns ohne Worte.

Die Ehefrau schlägt die Hände vor das Gesicht: Katharina hat ihr die bittere Wahrheit gesagt, dass sie ihren Mann nicht mehr sehen darf. Vielleicht versteht sie erst jetzt, was das Feuer angerichtet hat.

Ich frage den Einsatzleiter, ob es sicher ein Suizid war. Ein Unfall ist ausgeschlossen? Und auch, dass es Mord war?

Er nickt. Natürlich gingen die Ermittlungen weiter, aber er sei sich sehr sicher. Keine Einbruchsspuren, keine Kampfspuren, der Mann habe das Benzin selber gekauft, und das ganze Szenario spreche sehr deutlich für einen Suizid. Der Mann habe darüber hinaus einige Wertgegenstände in seinem Auto »in Sicherheit« gebracht.

»Gibt es einen Abschiedsbrief?«, frage ich.

Der Einsatzleiter schüttelt erneut den Kopf. Das, was er den Angehörigen anbieten kann, sind fünf Minuten mit Begleitung im Haus. Dort darf sich die Ehefrau ein paar persönliche Papiere und Kleidung aus dem Erdgeschoss holen. Auf keinen Fall darf sie aber ins obere Stockwerk.

Mit dem Wenigen, was ich der Familie sagen kann, gehe ich zu ihnen. Auf ein Zeichen der Polizei geht Katharina nochmal mit den Eltern der Ehefrau ins Erdgeschoss. Sie wollen nur ein paar Kleidungsstücke für ihre Tochter retten. Ich bleibe mit der Ehefrau draußen. Sie hat nur noch das, was sie am Leib und in ihrer Handtasche trägt.

»Bringt das Handy mit, falls ihr es findet«, ruft sie ihren Eltern hinterher. Und flüstert mehr zu sich selbst als zu mir:

»Dann kann ich wenigstens telefonieren.« Sie blinzelt. »Hat er einen Brief für mich hinterlassen? Einen Zettel? Irgendeine Erklärung?«, fragt sie. »Ich kann nicht glauben, dass er es selbst getan haben soll.«

Ich schüttele den Kopf. Ich weiß, wie wichtig Abschiedsbriefe sind. Manchmal liefern sie eine Erklärung für die Tat. Auch wenn die Angehörigen den Ausführungen nicht folgen wollen, hilft es ihnen doch, die Tatsache des Suizids zu glauben.

»Kein Wort?«

»Bislang ist nichts gefunden worden.«

»Er war wie immer. Wir hatten keinen Streit, nichts.«

Ich nicke. Sie möchte ihn verstehen. »War Ihr Mann krank?«

»Nein.« Sie schüttelt den Kopf. »Nein. Ihm ging es gut. Kein Krebs, nichts Schlimmes, falls Sie das meinen ...«

»War er depressiv?«, frage ich. »Eine psychische Erkrankung kann ein Grund sein.«

»Depressiv? Nein, wirklich nicht. Unsere Geldsorgen sind lange vorbei. Wir haben eine Firma aufgebaut, sie läuft gut. Wir ... wollen ... nein, er war nicht depressiv. Heute Morgen haben wir beim Frühstück ... er wollte nur nicht mit zum Einkaufen. Ich sollte alleine mit meinen Eltern fahren. Aber das ist doch nichts Ungewöhnliches, oder?«

»Nein. Das ist es nicht.«

»Er hat es nicht selbst getan. Er hätte mir eine Erklärung dagelassen. Er geht doch nicht einfach so aus dem Leben und lässt mich zurück ... das ist Irrsinn.« Sie schaut mich an, als ob ich endlich eine bessere Antwort für sie habe.

Mein Blick sagt ihr, dass dem nicht so ist.

»Warum soll er das getan haben? Wir lieben uns. Es gibt keinen Grund. Er ist … er war. Er war gut. Uns ging es gut. Es kann nicht sein. Ich hätte doch etwas merken müssen.«

Hätte sie? Ich weiß es nicht. Wenn er tatsächlich nicht depressiv wirkte … Wenn es keine Beziehungsprobleme gab. Ich verstehe, dass sie beginnt, ihr gesamtes Leben in Frage zu stellen. Alles war gut und harmonisch. *Trotzdem* ist er gegangen und hat sie allein zurückgelassen. Mit tausenden Fragen.

Sie wird schmerzhaft ihre eigenen Antworten finden müssen. Jemand, der entschlossen ist, sich das Leben zu nehmen, sendet keine Signale mehr aus. Im Gegenteil, den meisten Betroffenen geht es anscheinend gut. Sie wirken zufrieden, ruhig und ausgeglichen. Ausgesöhnt mit der Entscheidung, die sie getroffen haben. Vielleicht hatte er vor vielen Monaten Signale gesandt. Vielleicht nicht. Ich kann ihr die Frage nicht beantworten.

Er hat sich das Leben genommen. Sie wird weiterleben müssen. Ohne ihn.

Und er hat ihr das Zuhause genommen. Es wird nichts mehr sein, wie es vorher war.

Vielleicht hatte er genau das beabsichtigt?

»Wie soll ich das seinen Eltern sagen? Sie hatten ein hartes Leben. Wenig Geld. Haben immer gekämpft. Wir stehlen uns nicht einfach aus dem Leben, das haben sie mal gesagt.«

Ich verstehe nicht, was sie meint. Für mich klingt es nicht danach, als habe ihr Mann sich *einfach* aus dem Leben gestohlen. Er hat einen verdammt harten Weg gewählt. Ich kann mir nichts Unbegreiflicheres als den Feuertod vorstellen.

»Jetzt sind sie alt. Sie hatten ein hartes Leben, sie kommen aus Russland. Das verkraften sie niemals.«

»Wo leben seine Eltern?«, frage ich.

»Oh Gott!« Sie schlägt die Hände vor den Mund.

Ich ahne Böses. Ihr ist irgendetwas eingefallen, was sie in Angst versetzt. Meine Nackenhaare stellen sich auf.

Ich will es nicht hören.

»Das Familienfest. Sie sind … das können wir nicht machen.« Ihr Entsetzen scheint sich noch zu steigern. »Sie warten sicher auf uns.«

»Wer?«

»Die ganze Familie. Die Schwestern. Die Brüder. Heute ist Familienfest. Alle sind da. Auch seine Eltern. Wir wollten doch auch hinfahren.« Sie spricht immer schneller, als wolle sie es hinter sich bringen.

Was bleibt uns anderes übrig, als zur Familie zu fahren? Wenn sie ihn dort erwarten? Mir bricht der Schweiß aus. Wir können nicht bis morgen warten. Sie haben ein Recht darauf, es zu erfahren. Ich mag mir gar nicht vorstellen, was da heute vielleicht noch auf uns zukommt.

»Ich rufe sie an. Wenn meine Mutter das Handy findet, dann muss ich es ihnen sagen …«

»Nein.« Ich unterbreche sie. »Wir werden hinfahren, wir können es ihnen nicht am Telefon sagen. Und Sie sind nicht alleine, wir werden mit Ihnen zusammen hinfahren.«

Sie nickt tapfer.

Ich rufe zwei weitere KIT-Kollegen zur Verstärkung.

Ein fröhliches Familienfest. Bis wir die Klingel drücken. Wie wird sich die Situation entwickeln? Soll ich mehr Kollegen alarmieren? Wie viele mehr? Oder wird sich die Familie gegenseitig trösten und uns nicht brauchen? Alles ist möglich. Alles denkbar. Ich entscheide mich, erst einmal abzuwarten, vier KIT-Mitarbeiter sind fürs Erste genug.

Die Kollegen kommen direkt zum Haus der Schwester, in dem die Feier stattfindet. Ich sage dem Einsatzleiter der Polizei Bescheid, dass wir zu den Eltern fahren, und er schreibt sich die Adresse auf.

Die Fahrt dauert ewig. Nicht weil die Strecke so lang ist, sondern das Schweigen so erdrückend.

Ich bitte die Ehefrau einzuschätzen, an wen wir unsere ersten Worte richten sollen. An die Eltern? Den ältesten Bruder? Die Gastgeberin? Welche Traditionen gilt es zu beachten?

Sie trocknet ihre Tränen.

»Ich werde sprechen. Auf Russisch. Mit der Schwester. Dann gehen wir rein.«

»Bitte denken Sie daran, dass es wichtig ist, dass alle verstehen, was Sie sagen. Versuchen Sie nur wenige Sätze zu sagen.«

»Gut. Ich werde es vor allen wiederholen. Solange, bis es alle gehört haben. Ich muss es tun. Ihnen werden sie kein Wort glauben. Kein einziges Wort.«

Mein Gott, ist sie mutig. Ich schlucke. Wir sind fast da.

Wir klingeln. Der Summer ertönt, und die Haustür öffnet sich.

»Erster Stock«, murmelt sie.

Eine Frau kommt uns im Treppenhaus entgegen. Sie sieht uns und … sie ahnt etwas. Intuitiv flüstert sie: »Wo wart ihr? Was ist los?« Dann wechselt sie in eine Sprache, die ich nicht verstehe. Russisch.

Ich begreife aber sehr wohl, dass das Murmeln der Ehefrau schreckliche Worte beinhaltet. Die Frau reißt die Augen auf, schlägt eine Hand vor den Mund und unterdrückt ihren Aufschrei. Der Wortwechsel wird hektischer und lauter. Wir stehen untätig daneben. Endlich unterbreche ich die beiden. »Lassen Sie uns reingehen, bevor die anderen herauskommen. Bitte.«

Die Frau verstummt. Betrachtet mich von Kopf bis Fuß. Ernst. Abschätzend. Ich fühle mich, als wollte sie herausfinden, ob ich es wert bin, hereinkommen zu dürfen.

Ich irre mich.

»Entschuldigen Sie bitte. Ich kann nicht glauben, dass mein Bruder … ich bin froh, dass Sie da sind.« Sie nickt mir zu, reicht mir die Hand. Höflich, respektvoll und … irgendwie dankbar. Dabei tragen wir das Unglück in ihr Haus. Wir kennen uns nicht. Und doch bittet sie uns in ihre Wohnung, als ob wir lang erwartete, ja ersehnte Gäste wären.

Es berührt mich sehr.

Als Letzte betrete ich die Wohnung und schließe die Tür … drehe mich um … und blicke direkt in das Lachen eines kleinen Mädchens, das mir einen Teller mit Schokoladen-Muffins hinhält. Oben auf dem Teller prangt der Schriftzug: »Happy Birthday!«

Für einen Moment fühlt es sich so an, als bliebe die Zeit stehen. Ich nehme alles wie unter einer Glasglocke wahr.

Geburtstag? Kindergeburtstag!

Das ist der Anlass für das Familienfest?

Ich schüttele stumm den Kopf, und meine Augen suchen meine Kollegen. Nur Silvie steht noch im Flur, die anderen sind schon im Wohnzimmer verschwunden. Auch sie ist sprachlos.

Ein Kindergeburtstag! Fröhliches Feiern, Lachen, Toben … Wie viele Kinder sind in der Wohnung?

Vor meinem inneren Auge treten Scharen von Kindern auf, die Geschenke auf dem Geburtstagstisch bewundern, Kerzen anzünden, ein Lied singen, Topfschlagen spielen …

Ich spüre Ärger in mir hochkriechen. Warum tötet der Mann sich ausgerechnet an ihrem Geburtstag? Ich weiß, dass er nicht mehr an andere denken konnte. Aber es ist verdammt noch mal der Geburtstag seiner Nichte. Ich balle eine Hand zur Faust. Mein Ärger breitet sich in mir aus. Ich sage innerlich laut und deutlich »STOPP« zu mir und atme tief durch. Für meinen Ärger ist hier kein Platz. Es geht nicht um meine Gefühle.

Ich räuspere mich. Aber meine Stimme will noch nicht.

Silvie wirft mir einen Blick zu. Ich weiß, sie wird jetzt in das Kinderzimmer gehen und den Kindern die Wahrheit sagen. Ich muss weiter ins Wohnzimmer. Von dort sind Schreie zu hören. Ich gehe hinein.

Es ist ein lautstarker Streit ausgebrochen. Auf Russisch

schreien die Frauen ihre Männer an, die wütend vom Sofa aufgesprungen sind. Es sind sicher zehn oder mehr Erwachsene. Einer gießt sich reichlich Wodka in sein Glas. Eine alte Frau sitzt bei der Ehefrau des Toten und wird von Katharina im Arm gehalten. Mein Kollege hat neben einem alten Mann Platz genommen. Beide schweigen. Der Greis sieht aus fast blinden Augen in meine Richtung. »Mein Sohn?«, fragt er leise. Ich hocke mich zu ihm. »Es tut mir leid. Es stimmt, er ist tot.« Er nickt langsam mit dem Kopf. Er erklärt uns in gebrochenem Deutsch, wer Schwester und wer Bruder ist, wer Schwiegertochter und Schwiegersohn. Wer mit wem verheiratet ist. Ich glaube, er möchte, dass wir seine Familie kennenlernen und verstehen, dass es nicht sein kann, dass sein jüngster Sohn fehlt.

»Sie sind eine große Familie«, sage ich. »Das ist schön.«

Wieder nickt er. Dann hört er auf zu sprechen. Den ganzen Abend sagt er kein Wort mehr.

Ein Mann, einer der Brüder des Toten, steht schwankend vom Sofa auf. »Vladi«, ruft er. Kurz und bündig. Das Weinen hört auf. Die Frauen sind von einer Sekunde auf die andere verstummt. Was ist passiert? Wer ist Vladi? Bevor ich fragen kann, zerreißt das Klingeln des Telefons die Stille. Wir zucken zusammen. Die Hausherrin steht auf und nimmt ab. Ganz automatisch, weil man ans Telefon geht, wenn es klingelt. Sie handelt intuitiv.

Jemand will ihrer kleinen Tochter gratulieren.

Es ist ein Kindergeburtstag, ich hatte es wieder vergessen, es scheint so irreal.

Die Kleine kommt gerade ins Wohnzimmer gelaufen.

Sie nimmt den Hörer und antwortet einsilbig. Die Mutter schiebt sie aus dem Zimmer. Vom Flur her höre ich die Kleine sagen: »Ich hab eine DVD und eine Bluse bekommen. Und mein Onkel Michail ist tot. Ja. Wirklich. Und ein tolles *Guinness Buch der Rekorde* von der Oma.«

Dann klappt die Tür zum Kinderzimmer zu.

»Vladi!«, tönt erneut die herrische und vom Alkohol gezeichnete Stimme eines Mannes.

»Vladi ist unser ältester Bruder«, erklärt eine Schwester. »Er wird wissen, was zu tun ist. Er muss jeden Moment hier sein.«

Zwanzig Minuten später steht ein Schrank von einem Mann im Wohnzimmer. Vladi. Er hat im Treppenhaus von den Männern erfahren, was passiert ist. Er sieht sich streng um, fixiert jeden kurz mit einem stechenden Blick, dreht sich ruckartig um und verlässt die Wohnung wieder. Die anderen Männer folgen ihm.

Ich verständige mich kurz mit meinen Kollegen. Wir wissen nicht, was das bedeuten soll. Da die anderen nicht aus der Betreuung der Eltern und Ehefrau weg können, folge ich den Männern auf die Straße.

Sie stehen direkt vor der Haustür auf dem Gehweg und rauchen. Sie sind freundlich zu mir, wechseln vom Russischen ins Deutsche. Trotzdem kann ich ihre Ablehnung geradezu physisch spüren. Sie wollen mich nicht dabei haben. Und ich will mich nicht aufdrängen. Dennoch möchte ich einen kurzen Eindruck gewinnen, worum es ihnen geht.

»Er hat sich nicht umgebracht«, sagt Vladi, »das ist Unsinn. Er wurde getötet!«

Er zittert. So wie ich sein rotes Gesicht, die gerunzelte Stirn, den vorgeschobenen Unterkiefer und die angespannte Körperhaltung interpretiere, ist er extrem verärgert. Auf wen ist er wütend? Auf seinen Bruder? Auf die ganze Situation? Ich kann ihn verstehen. Er glaubt nicht an einen Suizid. Es ist ja auch unfassbar. Selbstverbrennung? Es muss eine andere Erklärung geben. Er ist zornig, traurig und verzweifelt. Seine Gefühle kanalisiert er, indem er gegen die Polizei schimpft. Die angeblich unfähig ist, einen Mord von einem Suizid zu unterscheiden.

»Ich werde den Täter finden. Ich gebe nicht eher Ruhe, bis ich ihn habe«, droht er.

Ich will nicht von ihm wissen, warum er an Mord glaubt. Diese Diskussion führt ins Nirgendwo. Ich reiche ihm stattdessen die Karte des LKA-Beamten. »Das Landeskriminalamt wird alles genau untersuchen. Ich kenne den Einsatzleiter. Er ist gut. Sehr gut. Er kann ihnen erklären, welche Indizien dafür sprechen, dass es ein Suizid war. Er gibt sich nicht mit schnellen Antworten zufrieden. Wenn er sich sicher ist, dann gibt es keine andere Erklärung mehr. Sprechen Sie mit ihm. Er wird sich Zeit für Sie nehmen. Und außerdem wird die Staatsanwaltschaft die Ermittlungen erst einstellen, wenn es keinen Zweifel mehr über die Todesart gibt.« Mehr gute Argumente fallen mir nicht ein. Wie kann ich Vertrauen von ihm erwarten?

Er nimmt die Visitenkarte.

»Quatsch. Feuer. Warum sollte er sich umbringen wollen? Wo soll er denn das Benzin hergehabt haben?«

»Sprechen Sie mit dem LKA, bitte!« Ich weiß zwar, woher

der Diesel kam, finde es aber nicht angebracht, mich in eine Diskussion mit Vladi zu stürzen. Er hätte logische Erklärungen dafür gefunden, warum sein Bruder an diesem Morgen an einer nahe gelegenen Tankstelle vier Kanister Brennstoff gekauft hat, wie die Auswertung der Überwachungskamera der Tankstelle ergeben hatte. Wenn er gewollt hätte, hätte er wohl Erklärungen dafür gefunden. Aber hier geht es nicht wirklich darum, Indizien zu sammeln, sondern darum, dass er das alles nicht nachvollziehen kann. Es ist für ihn unbegreiflich, und er klammert sich an alternative Erklärungen. Vladi ist ein Mann der Tat. Sein kleiner Bruder hat ihm jede Handlungsmöglichkeit genommen. Er wird von seinen Gefühlen überschwemmt und soll gleichzeitig die Familie zusammenhalten. Sein Bruder ist in seiner Not nicht zu ihm gekommen. Er konnte nicht der große Bruder sein und ihm helfen. Sein kleiner Bruder hat sich verbrannt – wie soll er das verstehen? Warum diese Art des Suizids? Wollte er sich bestrafen? Büßen? Läutern? Wie werden die Freunde, Kollegen und Nachbarn darüber denken und reden? Wird der Ruf seiner Familie geschädigt sein? Die bohrenden Fragen, die er an seinen toten Bruder hat, werden nie beantwortet werden. Er schimpft. Mal auf Deutsch, mal auf Russisch. Die anderen Männer nicken, sagen aber wenig. Aber wenn Vladi seinen Groll mir gegenüber zum Ausdruck bringt, ist das besser, als ihn oben in der Wohnung herauszulassen.

Wie bereits die Ehefrau erklärt auch er, dass sich kein Mann der Familie so einfach aus dem Leben davonmacht – egal wie schwer es gerade sein mag. Sie seien starke Männer, keine Schwächlinge.

Insgeheim frage ich mich, ob dieser Anspruch der Familie auch eine Last sein kann. Das Ansehen, der Ruf, der Kampf. Manchmal ist der Rückzug in sich selbst einfacher, als die Erwartungen der anderen zu erfüllen. War der Weg ins Feuer vielleicht die letzte große Mutprobe, die sein Bruder vollzogen hat? Wollte er damit alles wiedergutmachen, den eigenen Entschluss, den eigenen Tod? Seine Ehre wiederherstellen? Er war kein Schwächling. Sah das denn niemand?

»Es war Mord!« Vladi legt Entschlossenheit in seine Stimme. »Denn sonst … sonst gäbe es einen Grund – und den gibt es nicht!« Seine Hand ist hoch erhoben. Wie ein Stopp-Schild.

»Sie haben Recht«, antworte ich. »Es gibt vielleicht nicht den einen Grund. Ihr Bruder wird viele Gründe gehabt haben. Gründe, die wir nicht kennen. Vielleicht niemals kennen werden.«

Seine Hand sinkt kraftlos herab.

»Kein Schwächling geht ins Feuer«, ergänze ich leise. Vielleicht hört er mich.

Er schaut auf die Visitenkarte, dann blickt er mich an.

Er nickt müde. Sein Widerstand bröckelt langsam.

Ein paar Zigaretten später gehen wir alle wieder zurück in die Wohnung. Hier ist es ruhig geworden. Meine Kollegen signalisieren mir, dass es Zeit ist zu gehen. Wir werden genauso respektvoll verabschiedet, wie wir willkommen geheißen wurden.

Und doch fahre ich nicht beruhigt nach Hause. Es grummelt in mir. Ich kann die Ungläubigkeit von Vladi verstehen. Er glaubt nicht an einen Selbstmord, und auch ich frage mich, warum ein Mensch freiwillig ins Feuer geht. Warum man sich freiwillig das Leben nimmt.

Aber genau das ist das Unbegreifliche am Suizid, und wir bleiben zurück mit unseren Fragen.

Die Familie bekommt keine Antworten.

Ich bekomme sie auch nicht.

Wut

Wieder stehe ich vor einer Haustür, die ahnungslose Menschen mir gleich öffnen werden, und ich werde ihr Leben für immer verändern. Dieses Mal sind es eine Mutter und ihre einundzwanzigjährige Tochter. Eine Mutter, der ich sagen muss, dass ihr Sohn nicht mehr lebt.

Es ist drei Uhr fünfzig am Morgen.

Es ist bitterkalt draußen. Mein Atem steigt in kleinen Schwaden in die nächtliche Luft.

Ich gähne. Der Anruf hat mich mitten aus dem Tiefschlaf gerissen. Drei Uhr. Keine gute Zeit, um aufzustehen. Und doch bin ich hellwach. Das muss das Adrenalin sein. Diesen Vorsprung hat die Frau, die jetzt auf den Türsummer drückt, nicht.

Wir müssen sie um drei Uhr fünfzig erbarmungslos mit der schlimmsten Nachricht ihres Lebens konfrontieren.

Sie lässt uns irritiert herein, als sie uns vor ihrer Tür stehen sieht. Die Polizisten gehen vor, ich halte mich zurück. Der dienstältere Polizist bittet die Frau, sich zu setzen, und spricht die Worte aus, die ihr jetziges Leben für immer zerstören. Ihr Sohn hat sich das Leben genommen.

Sie ist allein zu Hause. Die Tochter verreist. Sie trägt nur einen Bademantel und ihren Schlafanzug. Sieht müde und zerzaust aus. Die Nachricht ist so irreal und übermächtig, dass sie wütend wird. Sie schreit nicht, aber jeder Satz ist gestochen scharf und aggressiv intoniert.

Drei Polizisten in voller Uniform in ihrem Wohnzimmer. Stehen dort wie festgenagelt. Das lässt sie sich nicht gefallen.

Sie schaut böse aus dem Sessel zu ihnen hoch. Ihr Sohn soll tot sein? Ob die Polizei vollkommen übergeschnappt sei. Oder seien sie einfach nur betrunken? So eine Nachricht mitten in der Nacht. Ob sie sich nicht schämten? Sie bestehe darauf, dass wir alle sofort die Wohnung verlassen.

Der Polizist versucht ruhig und sachlich zu sein, es sei die Wahrheit, die sie ihr eben mitgeteilt hätten. Leider.

Sie beharrt darauf, dass das Unsinn sei. Sie halte die Polizei für verrückt. So vehement ihre Worte auch sind, ihr Körper signalisiert etwas anderes. Es scheint, als habe sie kaum noch Kraft aufrecht zu sitzen. Ihre Hände nesteln an ihrem Bademantel, ihre Blicke huschen wirr hin und her.

Ich kann es nicht mehr aushalten.

Ich gehe zu ihr. Knie mich an die Seite ihres Sessels und lege meine Hand auf ihren Arm.

Sie sieht zu mir herunter. Jetzt ist sie mächtig. Jetzt schaut sie nicht zu den stehenden Polizisten auf, sondern zu mir herab. Mich schreit sie nicht an. Sie sieht mich fragend an – zieht eine Augenbraue hoch, so als wolle sie sagen: »Wage es ja nicht, mir den gleichen Scheiß zu erzählen!«

»Ihr Sohn Louis ist gestorben. Er hat sich in seiner Wohnung mit einem Tuch im Badezimmer erhängt.«

»In seiner Wohnung? Da wohnt er nicht allein. Vielleicht ist es sein Mitbewohner, der ist eh immer schlecht drauf.«

Ein erstes Zeichen des Verstehens. Sie will verhandeln. Aber mit dem Tod kann man nicht verhandeln.

Ich schüttele den Kopf. »Sein Mitbewohner hat ihn gefunden. Ihr Sohn hatte alles bereitgelegt. Seinen Personalausweis, Papiere … Ein Irrtum ist ausgeschlossen.«

»Das kann nicht sein. Das macht er nicht, niemals. Und wie die da … schon dastehen.« Sie deutet auf die Polizisten. »Schauen Sie sich die doch mal an. Mit ihren dicken Stiefeln. In meinem Wohnzimmer. Mitten in der Nacht …«

»Sie mussten Ihnen die traurige Wahrheit sagen.«

»Mit einem Tuch kann man sich doch gar nicht umbringen. Im Badezimmer? Das geht doch nicht, das passiert nur in Filmen.«

»Er hat sich an der Türklinke erhängt, seine Blutzufuhr zum Gehirn wurde unterbrochen«, sage ich so sanft wie möglich.

Sie bleibt lange still, schaut mich an, dann auf ihre Hände.

»Keine Verwechslung?«

Ich schüttele den Kopf.

Den Beamten ist sichtbar unwohl zumute, aber sie können nichts anderes tun, als die Verzweiflung einer Mutter auszuhalten, die gerade versucht zu begreifen, dass ihr Kind nicht mehr lebt. Sie versuchen sich vor dem Schmerz der Mutter zu schützen, indem sie ihre Füße so fest wie möglich in den Boden stemmen.

»Ich glaube das nicht. Das kann nicht stimmen. Es wäre so ungerecht. Gerade wurde alles ein bisschen besser …«

Ich warte einen Moment, doch sie verfällt wieder in starres Schweigen.

»Ging es ihm nicht gut?«

»Ach, wissen Sie, er ist wie sein Vater. Er nimmt sich auch immer alles so zu Herzen. Aber er hatte sich gerade wieder gefangen ...«

Sie reibt sich immer wieder über die Augen. Sie weint nicht.

»Die sollen endlich gehen«, sagt sie plötzlich und schaut erneut in Richtung der Polizisten.

»Ist gut. Haben Sie noch Fragen ...«

»Nein.«

Ich begleite die Polizisten zur Tür, schreibe mir das Aktenzeichen auf und lasse mir den Abschiedsbrief aushändigen. Bisher ist noch nicht der richtige Moment gekommen, der Mutter diesen Brief zu geben.

Als ich wieder ins Wohnzimmer komme, habe ich das Gefühl, dass sie in ihrem Sessel noch weiter zusammengesackt ist. Die Hände sind zu Fäusten geballt, der Kopf angelehnt, das Gesicht nicht mehr rot vor Anstrengung, eher blass, der Unterkiefer entspannter.

Ihre Wut lässt nach.

Ich knie mich wieder zu ihr.

»Ich kann es nicht glauben. Das würde er mir doch niemals antun. Er wäre doch zu mir gekommen, um mit mir zu sprechen. Wir würden doch zusammen eine Lösung finden können ... Er nimmt sich doch nicht das Leben.«

»Hat er das schon einmal versucht?« Die Art, wie sie über ihn spricht, lässt mich das fragen.

»Aber das ist zwei Jahre her. Er ist darüber hinweg.«

»Er war krank?«

»Depressionen … Er war so sensibel.«

Erstmals sagt sie *war,* statt *ist.*

»Warum? Das kann doch nicht sein.«

Sie zieht die Tatsache in Betracht. Sie beginnt zu verstehen. Ich lege den Abschiedsbrief vor ihr auf den Sofatisch. »Ihr Sohn hat einen Brief für Sie hinterlassen. Die Polizei hat ihn bei seinen Unterlagen gefunden.«

Der Brief bleibt unberührt vor ihr liegen. Sie starrt ihn nur an, als ob sie weiß, dass alles Wirklichkeit wird, wenn sie ihn öffnet.

»Ich brauche etwas zu trinken. Möchten Sie auch etwas?«

Ich nicke. »Ich nehme gerne einen Tee oder einen Kaffee.«

»Tee? Ich dachte da an etwas Härteres!« Sie steht auf und geht an eine Glasvitrine, holt eine Flasche und zwei Gläser heraus. »Sehen Sie, die habe ich von ihm geschenkt bekommen. Das ist ein ganz teurer Cognac. Ich mag Cognac.«

Ich lehne ab und sage nichts dazu, als sie sich etwas einschenkt.

Sie trinkt und … es ändert nichts. Ich kann es an ihrem Gesicht ablesen.

»Ich mache uns einen Kaffee«, sagt sie und geht in die Küche.

Noch ist keine Träne geflossen. Manchmal ist Trauer so. Manche Menschen weinen und weinen. Andere können vor lauter Kummer keine Träne vergießen.

Ich stehe vom Boden auf, weil meine Knie höllisch schmerzen. Ich setze mich auf das Sofa.

Sie kommt mit dem Kaffee. Still halten wir uns an unseren Tassen fest. Der Kaffee tut gut. Zu schweigen und trotzdem in Kontakt mit einem Menschen zu sein ist genauso anstrengend wie ein intensives Gespräch zu führen.

Dann stellt sie ihre Tasse auf den Tisch und nimmt plötzlich den Abschiedsbrief in die Hand. Macht den Umschlag langsam auf und entnimmt ihm vier handgeschriebene Seiten. Sie nimmt ihre Brille vom Tisch. Dann beginnt sie zu lesen, schnaubt, wird wieder wütend. Die ersten Seiten überfliegt sie und wirft sie mit einer geringschätzigen Geste auf den Tisch. Sie sieht den Brief an, nimmt ihn wieder, liest langsamer.

Manchmal möchten die Angehörigen den Brief alleine lesen. Später. Dieses Mal nicht. Ich weiß nicht, was ihr Sohn ihr geschrieben hat, und selbstverständlich frage ich nicht. Sie faltet die Blätter behutsam zusammen und steckt sie in den Umschlag zurück, jetzt ist sie viel ruhiger als noch vor ein paar Minuten.

Abschiedsbriefe sind für die Angehörigen besonders wichtig. Die letzten Worte. Erklären sie die Frage nach dem Warum? Wusste Louis, wie wichtig sein Brief für die Mutter sein würde? Hat er es geschafft, ihr eine »Erklärung« zu geben oder ihr die bohrenden Schuldgefühle zu nehmen? Was immer in dem Brief stand, Louis' Mutter hat es etwas beruhigt. Dennoch wird sie diesen Brief noch viele Male lesen und jedes Wort sezieren – auf der Suche nach einer Antwort.

Manchmal enthalten Abschiedsbriefe auch Vorwürfe, dann wird es noch schwerer zu trauern. Denn es gibt keine Auseinandersetzung mehr über die letzten Worte. Man kann nicht antworten, das ist eine furchtbare Situation, die den Trauerprozess viel schwerer macht. Aber selbst wenn der Verstorbene betont, dass die Familie keine Schuld trifft, dass es die eigene Entscheidung war, wenn er um Verzeihung bittet, bleibt doch die Frage nach dem Warum.

»Ich muss meine Tochter anrufen«, sagt die Frau, und ich erwache aus meinen Gedanken.

»Wo ist sie?«

»Mit ihrem Freund in Hannover, Freunde besuchen. Ich weiß nicht mal genau, bei wem sie eigentlich sind. Ich bin eine so schlechte Mutter.«

»Ihre Tochter ist erwachsen. Da müssen Mütter nicht mehr wissen, bei welchen Freunden sie übernachtet. Wann kommt sie denn wieder?«, frage ich.

»Erst übermorgen. Soll ich solange warten, bis ich es ihr sage?«

Ich antworte nicht gleich. Sie hat sicher eine eigene Antwort, und die soll sie auch aussprechen.

»Nein, das wird sie mir nie verzeihen. Sie liebt ihren Bruder sehr. Ich rufe sie an!« Sie greift nach dem Handy.

Ich lege meine Hand auf ihre. »Warten Sie. Lassen Sie uns erst überlegen, was Sie sagen können.« Dieses schwere Telefonat soll möglichst so gut ablaufen, wie es unter diesen Umständen möglich ist. Dazu gehört auch, dass sie den Tod ihres Sohnes direkt benennt und nicht umschreibt. Das ist besser für ihre Tochter und für sie selbst. Das Benennen des Suizids ist ein erster Schritt in die Richtung ihn zu begreifen und ihn zu akzeptieren.

Wir überlegen, was und wie sie es ihrer Tochter sagen möchte. Und wir müssen wissen, wo die Tochter gerade ist und wer bei ihr ist!

Sie hält erschrocken inne. »Stimmt. Ja.«

»Sie sagten, dass Ihre Tochter mit ihrem Freund unterwegs ist. Haben Sie auch dessen Telefonnummer?«

»Natürlich.«

»Vielleicht können Sie ihn anrufen und sicherstellen, dass er bei Ihrer Tochter ist. Um diese Uhrzeit schlafen sie sicher.«

»Ja. Das ist gut. Er kann sie trösten. Der arme Junge. Ist das nicht zu viel verlangt?«

»Er ist ihr Freund«, sage ich, und sie hört meine Überzeugung, dass die beiden ohnehin zusammen durch diese Zeit müssen.

»Was soll ich denn bloß sagen?« Sie schaut mich ratlos an.

»Sie können es für Ihre Tochter nicht abmildern. So wie wir es Ihnen nicht leichter machen konnten. Fragen Sie den Freund, ob sie im Bett und in Sicherheit sind. Sagen Sie ihm, dass Sie Ihrer Tochter jetzt eine schlimme Nachricht überbringen werden und sich wünschen, dass er bei ihr ist. Dann lassen Sie sich Ihre Tochter ans Telefon geben und sagen ihr, dass ihr Bruder gestorben ist. Das ist hart, aber es gibt keinen besseren Weg, es ihr zu sagen.«

Sie schaut mich an. Taxiert mich förmlich. »Sie haben recht«, sagt sie und schenkt sich noch einen winzigen Schluck Cognac ein.

Sekunden später höre ich das Freizeichen am Ende der Leitung. Ich halte ihre Hand. Jemand hebt ab.

»Jörn. Jörn, ich bin es, die Mama von Melanie. Tut mir leid, dass ich euch wecke. Ihr schlaft noch, oder?«

Ich höre die Antwort nicht, aber sie nickt ins Leere. Sie fragt nach ihrer Tochter, macht alles genau so, wie wir es besprochen haben, ihre Stimme bricht.

Ich drücke ganz fest ihre Hand. Sie drückt zurück.

»Melanie, du musst jetzt tapfer sein. Dein Bruder ist tot. Louis hat sich das Leben genommen. Die Polizei war hier und hat mir gesagt, dass er nicht mehr lebt. Melanie?«

Ihre Augen blicken nach oben an die Decke, ich kann fast sehen, wie der Schmerz der Tochter auch in ihren Körper fährt.

»Mein Schatz, komm bitte nach Hause… bitte kommt nach Hause.« Nachdem sie aufgelegt hat und gesagt hat, dass die Tochter mit ihrem Freund gleich am Morgen losfahren wird, scheint eine Last von ihr abzufallen. Wieder greift sie zum Handy. Sie weiß, was sie tut. Ich mische mich nicht ein.

Tatsächlich hinterlässt sie offenbar einer Kollegin die Nachricht, dass sich in ihrer Familie ein Todesfall ereignet hat und sie nicht zur Arbeit kommen wird. Sie will sich morgen melden. Kurz, knapp und effektiv. Sie hat sich Freiraum verschafft. Sie hat akzeptiert, dass ein normaler Alltag im Moment nicht möglich ist. Gut so.

»Seinen Vater rufe ich später an. Er kann warten. Er hat sich ohnehin nie um ihn gekümmert. Er hat uns verlassen, als die Kinder klein waren, sie kennen sich fast gar nicht.«

Sie spuckt die Worte förmlich aus, ich respektiere ihre Entscheidung, nicke nur kurz.

»Wie hat er das nur tun können?«, fragt sie ratlos, nachdem wir wieder geschwiegen haben. »Ich muss doch vor ihm sterben. Wo haben sie Louis hingebracht?«

Lange habe ich auf diese Frage gewartet. Ich habe nicht von alleine davon angefangen, um ihr die Zeit zu lassen, die sie braucht. Jetzt ist der Moment gekommen. »Wir können versuchen eine Verabschiedung im Institut für Rechtsmedizin zu organisieren. Vielleicht heute Nachmittag? Zusammen mit Ihrer Tochter?«

»Oh bitte, wenn das möglich wäre.«

Ich nicke.

»Ich muss nachdenken, verstehen Sie das?«, fragt sie plötzlich.

Sie will alleine sein. »Natürlich. Wir sehen uns heute Nachmittag wieder, ja?«

Sie nickt. »Ja. Und keine Sorge, ich trinke keinen Cognac mehr.«

Sie lächelt ein trauriges Lächeln.

Die Hundeleine

Ich sitze mit zwei Polizistinnen im Streifenwagen, der in einer ruhigen Seitenstraße parkt. Blauer Himmel. Die Sonne scheint, und Wind wirbelt buntes Laub auf dem Bürgersteig durcheinander. Ein Eichelhäher schreit. Kinder spielen Hickelkasten auf dem Gehweg und genießen die Herbstferien. Es ist Nachmittag. Alles scheint in bester Ordnung.

Noch.

Wir haben unsere Rollen verteilt. Die grauhaarige ältere Polizistin überbringt die Katastrophennachricht. Einer Mutter sagen zu müssen, dass ihre Tochter sich getötet hat, gehört wohl zu den schlimmsten Einsätzen, die es gibt.

Ich frage mich in Gedanken, warum ich in diesem Streifenwagen sitze und mir das antue.

Eigentlich aber kenne ich die Antwort: Damit diese Mutter nicht alleine ist. Damit jemand da ist, der ihr sagt, dass ihr Schmerz, so riesengroß er auch sein mag, legitim und wichtig ist.

Judith ist siebzehn Jahre alt geworden.

Sie ging noch zur Schule. Auf dem Spielplatz einer Schule war es auch, wo sie sich mit einer Hundeleine an einem Klettergerüst erhängt hat. Ist es ihre Schule? Hatte sie dort Probleme? Ich weiß es nicht. Ich werde auch nicht fragen. Aber nach dem Hund – nach dem werde ich fragen. Gibt es zu der Hundeleine einen Hund? Wo ist er? War er wichtig für Judith? Hat Judith ihrer Familie den Hund »hinterlassen«?

Aus der Vorbereitung auf dem Polizeirevier weiß ich, dass Frau Rüdiger mit ihren beiden Töchtern, der siebzehnjährigen Judith und der einundzwanzigjährigen Lena, in dieser Straße lebt. In dem gepflegten Gelbklinker-Endreihenhaus. Der Vater ist seit Jahren nicht mehr bei dieser Adresse gemeldet.

Zwanzig Minuten später ist es still in dem Haus. Die beiden Polizistinnen sind bereits gegangen. Frau Rüdiger und ich sitzen auf einem Teil der großen Sofalandschaft. Ich habe ihr eine Decke über die Schultern gelegt. Sie zittert wie Espenlaub. Ich nehme sie in den Arm. Manche Menschen brauchen viel Körperkontakt in diesen Momenten – auch von Fremden, sie müssen einfach gehalten werden. Andere können genau das überhaupt nicht ertragen. Es ist meine Aufgabe, herauszufinden, was für wen das Richtige ist.

Sie beginnt Fragen zu stellen. Fragen, die sie nicht formulieren konnte, als die Polizei da war. Was denn *genau* passiert sei?

»Judith hat sich auf einem Schulhof erhängt«, wiederhole ich die Information, die ihr die Polizei schon gegeben hat.

»Das ist doch nicht möglich. In der Schule?«

Wir finden schnell heraus, dass es nicht Judiths Schule ist. Es ist eine andere, gleich um die Ecke. Nur wenige hundert Meter von hier entfernt. Warum diese Schule?

»Wo genau hat sie sich erhängt? In einem Klassenraum?«

Frau Rüdiger hat nur einen Teil meiner ohnehin schon reduzierten Informationen aufgenommen. Ein Zeichen dafür, dass sie unter Schock steht und ihre Wahrnehmung und Informationsverarbeitung eingeschränkt sind. »Nein, an einem Klettergerüst auf dem Schulhof«, antworte ich.

»Klettergerüst?«

Ich mache eine bedauernde Geste. Noch eine Frage, auf die es keine Antwort gibt.

Sie steht auf und tigert im Wohnzimmer auf und ab.

»Klettergerüst«, murmelt sie. »Wie denn?«

Plötzlich sind alle Details für sie wichtig. Als ob sie ihr helfen könnten, einen großen Irrtum aufzudecken. Ich berichte, was ich weiß: »Mit einer Hundeleine«, sage ich leise, und bevor ich noch dazu komme, zu fragen, ob Judith einen Hund hat, erkenne ich die Antwort an der Reaktion der Mutter. Sie schlägt die Hände vor den Mund und sackt auf dem Teppich zusammen. Ich eile zu ihr. Sie wird von Weinkrämpfen geschüttelt.

Nach einer Weile hole ich eine Packung Taschentücher aus meiner Hosentasche und halte sie ihr hin. Tatsächlich blickt sie weinend auf und nimmt eines. Sie schnäuzt sich und braucht noch einige Taschentücher mehr, bis sie wieder sprechen kann.

»Ich kann es nicht glauben! Sie ist doch noch so jung!«

Ich nutze die Gelegenheit, um nach der Schwester zu fragen: »Wo ist Lena? Können wir Lena erreichen?« Ich nenne den Namen bewusst zweimal, damit Frau Rüdiger auch bestimmt hört, von wem ich spreche. Lena. Die lebende Schwester. Sie muss erfahren, was passiert ist. Bald. Bevor sie eine Nachricht über die Zeitung, das Telefon oder die sozialen Medien erreicht. Unsere Zeit ist so schnelllebig geworden, dass es immer einen Kollegen, Nachbarn oder Bekannten gibt, der meint, die Information vom Tod eines Menschen müsse schnell kommuniziert werden. Ohne Rücksicht auf die Konsequenzen.

»Lena ist bei der Arbeit. Sie jobbt in einem Café.« Frau Rüdiger schaut auf die alte Uhr an der Wohnzimmerwand. »Oh Gott, sie kommt ja bald nach Hause.«

Ich finde das beruhigend. »Das ist gut. Dann hört Lena die schreckliche Wahrheit nicht von einem Fremden. Es wäre wirklich wichtig, dass Sie es ihr sagen.«

»Ich? Ich kann das nicht. Ich kann das wirklich nicht. Ich will auch nicht. Ich kann Lena nicht das Herz rausreißen. Die beiden sind doch Schwestern. Das wird Lena nicht aushalten.« Sie hebt die Hände abwehrend hoch.

Ich verstehe natürlich, dass der Beschützerinstinkt einer Mutter Alarm schlägt, aber es führt kein Weg daran vorbei, ihr die tragische Wahrheit zu sagen.

»Gibt es noch jemanden, der ihnen und Lena nahesteht und Sie unterstützen könnte? Vielleicht der Vater der Kinder?«

»Mein Ex-Mann lebt im Ausland. Wir sind lange geschieden.« Sie schüttelt den Kopf. »Vielleicht meine Schwester? Meine Schwester wohnt nicht weit. Vielleicht hat sie Zeit?«

Ob ihre Schwester Zeit hat? Komisch. In den schwärzesten Stunden denken Menschen immer noch daran, einem anderen bloß nicht zur Last zu fallen. So tief sind die sozialen Normen in uns verankert, dass auch Frau Rüdiger jetzt überlegt, ob ihre Schwester wohl Zeit erübrigen kann. Vielleicht ist es aber auch der Schock, der sie so denken lässt, ich weiß es nicht. Es passiert häufig nach einer extrem belastenden Situation, dass sich das Bewusstsein und die Wahrnehmung so sehr einengen, dass Menschen in ihrer Denkfähigkeit eingeschränkt sind und an Handlungen festhalten, die in der Situation eigentlich unangemessen sind, aber banal und vertraut. Eine Art Schutzmechanismus, um sich nicht der ganzen Dimension der gerade eingetretenen Katastrophe stellen zu müssen.

»Können Sie sich vorstellen, Ihre Schwester jetzt sofort herzubitten?«

»Ja«, haucht sie.

Eine Viertelstunde später halten sich die beiden Schwestern verzweifelt aneinander fest. Das tut Frau Rüdiger gut, denn Lena muss nun jeden Moment eintreffen. In der Zeit, in der wir auf sie warten, komme ich dazu, mich etwas umzuschauen. Das Wohnzimmer ist modern und gemütlich eingerichtet. Wir sitzen alle drei auf dem Sofa, und Frau Rüdiger zeigt mir Fotos von Judith.

Es ist zwanzig nach fünf, als es klingelt.

Lena? Aber sie hat doch einen Schlüssel. Hoffentlich kein Besuch. Die Schwester von Frau Rüdiger geht zur Haustür und öffnet.

»Hallo«, ertönt es hell, als eine junge Frau in den Flur biegt. Sie stoppt, als sie in der Wohnzimmertür steht und mich neben ihrer Mutter auf dem Sofa sitzen sieht. »Was ist denn?« Sie wirkt eher ratlos, als beunruhigt.

Jedenfalls bis sie das verweinte Gesicht ihrer Mutter

wahrnimmt. Schnell kommt sie zum Sofa und nimmt sie schützend in den Arm. »Wer sind Sie? Was ist hier los?« Sie blickt zu ihrer Tante, die nervös mitten im Raum stehen geblieben ist.

Ich schaue die Mutter an, nicke ihr zu, um sie zu ermutigen.

»Es ist wegen Judith. Lena, du musst jetzt ganz stark sein. Sie haben Judith gefunden. Sie … sie ist tot.«

Stille.

Lena reagiert nicht. Sie starrt ihre Mutter an. Dann ihre Tante. Die nickt bestätigend. Nach einer gefühlten Ewigkeit, während der niemand etwas sagt, fleht sie: »Das ist doch ein Irrtum, oder?«

»Nein, leider nicht«, sage ich.

Lena hat die Umarmung mit ihrer Mutter gelöst und die Hände hölzern auf ihre Knie drapiert. Sie wirkt wie eingefroren in einer verzweifelten Welt.

»Aber … was ist denn passiert? Ein Unfall?« Die ersten Tränen laufen ihr das Gesicht herunter. Dieser Gefühlsausdruck passt nicht so recht zu ihrer Körperhaltung. Ihr Gesicht ist starr, ungläubig. Der Körper angespannt und unbeweglich.

Die Mutter schüttelt den Kopf. Sprachlos.

Plötzlich beginnt Lena zu schreien. Sie schlägt mit Fäusten auf ihre Mutter ein. Nicht heftig, nicht schmerzhaft. Eher wie ein kleines Kind. Ein verängstigtes, hilfloses, vollkommen verzweifeltes Kind. Frau Rüdiger hält es aus und zieht ihre Tochter wieder an sich. Frau Rüdigers Schwester setzt sich auf die andere Seite der Nichte.

Zwei Stunden später hat Lena alles erfahren, was wir wissen.

Die drei Frauen sind erschöpft. Psychisch und körperlich. Frau Rüdiger hat Kopfschmerzen und möchte sich etwas hinlegen und ausruhen. Ihre Schwester bleibt bei ihr.

Ich habe zwischendurch Judiths Klassenlehrer informiert und einen Verabschiedungstermin im Institut für Rechtsmedizin vereinbart. Morgen früh. Morgen werden die drei gemeinsam mit mir dorthinfahren.

Jetzt möchte Lena mit mir zur Schule gehen, an der sich ihre Schwester das Leben genommen hat. Sie möchte den Ort mit eigenen Augen sehen.

Während wir die ruhige Straße hinuntergehen, fängt sie an zu sprechen. Ihr Ton ist verzweifelt und voller Vorwürfe. Nichts von dem, was sie sagt, passt zu dem wunderschönen Herbstabend. Sie geißelt sich selbst.

»Ich hätte doch was merken müssen. Sie hat manchmal gekifft, war so still geworden in letzter Zeit. Ich hätte es verhindern müssen.«

»Hat sie dir erzählt, was sie bewegt?«

»Nein. Wenn sie zu Hause war, hat sie viel geschlafen.«

»Wie lange ging das schon so?«

»Ich weiß auch nicht. Ein paar Monate?«

Hatte Judith ihre Sorgen und inneren Nöte versucht zu betäuben? Hatte sie keine Energie mehr? Zukunftsängste? War sie depressiv? Viele Fragen schießen mir durch den Kopf, aber ich schweige. Es sind reine Spekulationen. Lena ist nicht schuld am Tod ihrer Schwester. Es hört sich an, als hätte Judith sich verändert. Sie hat vermutlich nicht mehr gesehen, welches Leid sie mit ihrem Entschluss bei ihrer Mutter und ihrer Schwester hinterlässt.

»Warum ist sie nicht zu mir gekommen? WARUM NICHT?«, bricht es aus Lena heraus.

Ich weiß es nicht. Wir werden nie alle Gründe, Überlegungen und Gedanken kennen, die Menschen zu diesem Entschluss treiben. Und selbst wenn, würden wir sie nicht verstehen. Weil wir anders darüber denken, nach Auswegen suchen würden, die die Betroffenen schon lange nicht mehr gelten lassen. Für sie ist der Tod die letzte Möglichkeit ihre Probleme zu lösen. Für uns ist das keine Lösung, sondern das ultimative Ende von allem, etwas, das wir nicht wollen.

»Hat sie nicht an Mama gedacht? An mich? Wie sollen wir denn weitermachen?«

»Ihr werdet einen Weg finden müssen. Es wird schwer, aber ihr könnt euch gegenseitig unterstützen. Und ihr bekommt Hilfe, wenn ihr das möchtet.«

»Ich bin doch ihre große Schwester. Vielleicht hat sie schon seit Tagen oder Wochen mit dem Gedanken gelebt und mir nichts gesagt! Sie war ganz alleine. Ich hab sie im Stich gelassen.«

Ich würde so gerne einfach sagen: »Es ist nicht deine Schuld.« Aber es tröstet Lena in diesem Moment nicht. Später vielleicht. Doch jetzt ist es zu früh.

»Wusstest du, dass viele Menschen jedes Jahr ihre Angehörigen durch Suizid verlieren?«, frage ich stattdessen. »Du bist nicht allein betroffen. Es gibt in Hamburg sehr gute Beratungsstellen. Du kannst deinen Schmerz mit anderen teilen, die auch so etwas erlebt haben. Du kannst dir helfen lassen.«

Wir sind an der Schule angekommen. Es sind noch Herbstferien. Die Schule liegt still und leer vor uns.

Wir gehen durch den Eingang und sehen gleich links den kleinen Spielplatz. Dort steht auch ein Klettergerüst. Nichts lässt erahnen, welche Tragödie sich hier vor ein paar Stunden abgespielt hat. Und doch spüren wir beide, dass es guttut, hier zu sein.

»Möchtest du ein paar Worte zu Judith sagen? Oder ein Gebet sprechen?«, frage ich Lena. Sie schüttelt stumm den Kopf. Tränen fließen lautlos ihre Wangen herunter.

»Was soll ich denn jetzt tun?«, wispert sie.

»Versuchen weiterzuleben«, antworte ich. »Atmen. Jede Minute. Jede Stunde. Jeden Tag.«

»Atmen«, wiederholt Lena. »Atmen.«

»Ja. Und sprechen.«

»Jessy?«, ruft Lena plötzlich leise. »Jessy, bist du hier irgendwo?« Sie meint den Hund.

Den Hund habe ich vergessen. Kein Wunder… Aber natürlich ist der Hund jetzt wichtig für Lena. Sehr wichtig.

»Warum hat sie Jessy freigelassen? Sie hätte sie doch nur zu Hause lassen brauchen! Ich verstehe das nicht.«

»Du kannst nach dem Hund suchen«, schlage ich vor. »Vielleicht kannst du deine Freunde bitten, dir zu helfen?«

Lena guckt mich an, und ich sehe ein erstes kleines

Lächeln auf ihrem Gesicht. »Das werde ich tun«, sagt sie. Wir schauen ein letztes Mal zu dem Klettergerüst, drehen uns um und gehen zurück nach Hause.

Exkurs: Suizid – die individuelle Katastrophe

Weder die Ehefrau des Mannes, der den Feuertod wählte, noch die Mutter von Louis oder die Schwester von Judith werden je gänzlich verstehen, warum ihre Liebsten sich gegen das Leben entschieden haben. So wie ihnen ergeht es auch Millionen anderen, denn jährlich sterben in Deutschland ungefähr zehntausend Menschen durch Suizid. Das sind mehr Menschen als durch Verkehrsunfälle, Mord und Totschlag, illegale Drogen und Aids zusammen. Die Zahl der Suizidversuche liegt noch höher. Es wird geschätzt, dass es in den letzten zehn Jahren über eine Million Versuche gegeben hat.

Nach Angaben der Weltgesundheitsorganisation WHO sind von einem Suizid im Durchschnitt mindestens sechs nahe Angehörige betroffen. Das bedeutet, dass jedes Jahr über sechzigtausend Menschen eine nahestehende Person durch Suizid verlieren. Und in dieser Zahl sind noch nicht einmal die Nachbarn, Kollegen, Vereinsfreunde, Kommilitonen, Schulkameraden und andere Menschen aus dem nahen Umfeld enthalten. Nahezu jeder kennt jemanden, der davon betroffen ist, oder man ist sogar selbst ein Angehöriger, Freund oder Kollege. Suizid ist kein Randphänomen – auch wenn die Öffentlichkeit wenig darüber spricht. Die Presse hat sich in ihrem Pressekodex in der Richtlinie 8.7

zur besonderen Zurückhaltung verpflichtet, um die Verstorbenen, deren Angehörige und potentielle Nachahmer zu schützen. Einerseits richtig und gut – andererseits brauchen wir Menschen, die verständnisvoll und respektvoll darüber sprechen. Damit das Stigma um den Suizid die Angehörigen nicht noch mehr belastet. Damit es kein Tabuthema mehr ist.

Der schwierige Umgang mit dem Thema beginnt schon bei der Überbringung der Todesnachricht. KIT und Polizei achten sehr darauf, von *Suizid* zu sprechen und nicht von Selbstmord. Ihr Sohn hat sich suizidiert. Nicht: Er hat sich ermordet. Es hat kein Mord stattgefunden! Mord ist ein schwerer Straftatbestand und geht mit der Tötung eines Menschen aus niedrigen Beweggründen einher. Das hat mit der Verzweiflung eines Suizidenten nichts zu tun. Die Angehörigen sollen spüren, dass ihre Scham unbegründet ist. Vielleicht kann man auch sagen, dass dieser verzweifelte Mensch sich »selbst getötet« hat. Aber auch der Begriff des »Freitods« ist wiederum problematisch: War er wirklich »frei«, oder war er depressiv, psychotisch oder anderweitig krank und eben nicht frei in seinem Urteil und dem Erkennen seiner Lösungs- und Lebensmöglichkeiten?

Die Angehörigen sind nach einer solchen Nachricht in einem Schockzustand – vor allem, wenn sie die verstorbene Person selbst aufgefunden haben. Und schnell tritt ein weiteres Gefühl auf: Scham. Angehörige schämen sich unter Umständen, über den Suizid und dessen Umstände zu sprechen. Hat er sich erhängt? Erschossen? Tabletten genommen? Ist er von einem Hochhaus gesprungen? Es sind die grausigen Details, nach denen andere Familienmitglieder, Freunde, Kollegen und Nachbarn fragen. Und das ist schmerzhaft und schambesetzt. Die Angehörigen haben Angst davor, dass das Umfeld denken könnte, dass »in ihrer Familie ja was nicht stimmen muss, wenn sich da jemand freiwillig das Leben nimmt«. Und ich komme nicht umhin festzustellen, dass es viele Menschen gibt, die genau so denken. Wenn die Angehörigen dies mit mir in der Betreuung thematisieren, versuche ich herauszufinden, auf was für ein Klima die Nachricht zunächst in der eigenen Familie treffen wird. Wer sollte die ganze Wahrheit erfahren? Wer gehört nur zum entfernten Umfeld? Die Angehörigen sind nicht verpflichtet, jedes Detail öffentlich zu machen. Sie entscheiden selber. Ich helfe ihnen dabei, ihren eigenen Weg zu finden, indem ich Fragen stelle, Befürchtungen formulieren lasse und mögliche Lösungswege suche.

Finden Angehörige von Menschen, die sich das Leben genommen haben, den Weg in meine psychotherapeutische Praxis, begleite ich sie über einen langen Zeitraum hinweg in der Auseinandersetzung und dem Verstehen über das Handeln der ihnen nahestehenden Person und die Auswirkungen, die das auf ihr eigenes Leben hat. Selbst wenn wir vielleicht nie das genaue Warum verstehen werden, gelingt es doch eine respektierende Haltung gegenüber der Entscheidung des anderen zu entwickeln und ein eigenes Leben zu gestalten.

Eine häufige Reaktion auf einen Suizid ist die Frage nach dem Warum. Warum hat er uns das angetan? Bin ich schuld an seinem Suizid? Hätte ich es verhindern können? Hätte ich es voraussehen müssen? Ich hätte doch was merken müssen! Gab es keinen anderen Weg? Warum ging er absichtlich in den Tod? Bin ich es nicht wert, dass er meinetwegen leben wollte? Hat er mich überhaupt geliebt? Und die Kinder? Wie konnte er die Kinder alleine lassen?

Die Ungewissheit ist schwer auszuhalten. Und Schuldgefühle erst recht. Warum ist er, *obwohl es mich gibt*, aus dem Leben geschieden? Hat er nicht an mich gedacht? Angehörige wollen den Suizid verstehen. Sie quälen sich mit den Fragen nach einer Mitschuld. Sie leiden unter dem Gefühl der Zurückweisung durch den Verstorbenen. Die Angehörigen müssen leider ihre eigenen Antworten auf die Fragen nach dem Warum finden, denn es ist niemand mehr da, der antworten könnte. Und allgemeingültige Antworten gibt es nicht.

In dieser Spurensuche nach dem Warum kommt den letzten Worten des Verstorbenen, den Abschiedsbriefen, besondere Bedeutung zu. Dabei hinterlassen nur ungefähr zwanzig Prozent der Suizidenten einen solchen Brief. Vielleicht liegt das daran, dass der Suizident zu dem Zeitpunkt, zu dem er diesen Brief schreiben könnte, bereits mit seinem Leben abgeschlossen hat und dass es für ihn eben kein »Danach« mehr gibt.

Die Briefe, die hinterlassen werden, sind häufig eine Bitte um Vergebung und ein Hinweis für die Angehörigen, dass sie nicht schuld sind.

Andersherum ist es wichtig, den Angehörigen zu erklären, dass ein fehlender Abschiedsbrief kein Zeichen mangelnder Liebe ist. Suizidenten haben eine veränderte Wahrnehmung. Die Gründe für einen Suizid sind nicht rational. Häufig geht es ihnen nach der Entscheidungsfindung gut, und der Tod ist etwas Positives, eine gute Flucht aus dem Leid. Wenn der Angehörige zum Beispiel depressiv ist, dann scheint sich sein Zustand für sein Umfeld ab diesem Moment der Entscheidung zu bessern. Nur leider gibt es dann bereits kein Zurück mehr, und die Angehörigen sind nach der Tat umso überraschter und schockierter.

Ich rede den Angehörigen subjektive Schuldgefühle nicht aus – eine Ausnahme sind Kinder, die aufgrund ihrer normalen egozentrischen Sicht Fehlurteile bilden – zum Beispiel finden dann Rückschlüsse statt wie: »Papa ist gestorben, weil ich mein Zimmer nicht aufgeräumt habe!« Sonst steht es mir nicht zu mich dazu zu äußern. Schuldfragen sind nicht so einfach zu klären oder auszudiskutieren. Aber zu diesem frühen Zeitpunkt vergiften sie die ohnehin schon angespannte Stimmung. Ich versuche stattdessen, Platz zu schaffen und eine Trauerreaktion zu ermöglichen.

Die Schuldgefühle, die Angehörige entwickeln, haben manchmal sogar eine schützende Funktion. Zunächst muss man sich klarmachen, dass Schuldgefühle erst einmal Gedanken sind. Es geht um die Interpretation der Ereignisse. Wie denkt der Angehörige darüber? Denkt er, dass er es hätte verhindern müssen, dass er etwas versäumt hat, dann entsteht ein Gefühl von Scham und Schuld. Und damit gibt es auch so etwas wie eine scheinbare Antwort auf die Frage »Warum hat er das getan?«: »Weil ich es nicht verhindert habe.« Das ist ein furchtbarer Gedanke, bringt aber etwas Struktur in die eigene Hilflosigkeit über den Verlust. Es entsteht eine verstümmelte Art von Orientierung im Chaos, auch von Sinnhaftigkeit, wenn diese auch grausam ist. Wenn man sich von diesem Zusammenhang zwischen dem eigenen Verhalten und dem Handeln des anderen verabschiedet, muss man wieder aushalten, dass man keine Antworten bekommt und die Tat unerklärlich bleibt.

Oft werde ich gefragt, ob die Familie denn nichts hätte merken müssen. Aber senden Menschen überhaupt eindeutige Signale aus? Suizidenten wählen in ihrer eingeengten Sicht den Notausgang. Für sie gibt es gerade keine Alternative. Manchmal gibt es Signale, die man oft erst hinterher richtig deuten kann, manchmal nicht – im Gegenteil, der Suizident wirkt gelöst und wie befreit.

Können wir uns wirklich vorstellen, wie es einem Ehemann ergehen muss, der sich mit seiner Frau streitet, der sich von ihr trennen will und der sie am nächsten Tag erhängt in der Wohnung findet?

Solche Schuldgefühle können hartnäckig anhalten, und viele Angehörige brauchen intensive und langjährige Unterstützung, um sich davon wieder zu lösen. Sie brauchen Kontakt zu Menschen, die das gleiche Schicksal teilen. Ich empfehle in unseren KIT-Einsätzen Institutionen wie zum Beispiel AGUS – Angehörige um Suizid –, die sich besonders gut mit diesem Thema auskennen und den Angehörigen eine wertvolle Unterstützung über einen langen Zeitraum sein können.

Die KIT-Betreuung nach einem Suizid dauert in der Regel länger als bei anderen Einsätzen. Die Angehörigen schwanken zwischen Trauer, Fassungslosigkeit, Wut, Scham und Schuld. Eine Beruhigung braucht Zeit. Das ist nicht schlimm. Ich habe Zeit. Diese Zeit hilft mir auch, meine eigenen Gedanken und Gefühle zu sortieren. Gerade wenn sich sehr junge Menschen das Leben nehmen, frage ich mich manchmal, was passiert sein mag, dass ihm das Leben nicht mehr lebenswert erschien.

Manchmal spüre ich Ärger, wenn ich erfahre, dass sich ein alleinerziehender Vater im Bett erschießt, kurz bevor er seine Kinder wecken und zur Schule bringen soll. Können seine Kinder diesen Anblick jemals vergessen?

Oder dass sich eine Mutter ihren goldenen Schuss setzt, während nebenan im Kinderzimmer der fünfjährige Sohn spielt.

Oder dass ein Geisterfahrer auf der Autobahn andere Menschen mit in den Tod reißt, wenn er seinem eigenen Leben ein Ende setzt.

Ich frage mich dann, ob es sein musste, Unschuldige mit in den Suizid zu ziehen. Die Antwort lautet immer: Nein. Doch dann erinnere ich mich, dass diese vom Leben müden Menschen über das Danach nicht mehr nachdenken. Weil sie es nicht können. Die Enttäuschung über das Leben und die hohe Aggression machen mitfühlendes Denken unmöglich. Sie sehen dann nur noch sich selbst. Keine anderen Menschen. Keinen Ausweg.

Das tröstet nicht, erklärt aber, warum es immer wieder dazu kommt, dass Menschen andere mit in den Tod reißen.

Wäre der Tod nicht, würde keiner das Leben schätzen. Man hätte vielleicht nicht einmal einen Namen dafür.

Jakob Boßhart

Wie haben mich die KIT-Erfahrungen verändert?

Fragte ich mich zu Beginn meiner KIT-Arbeit noch, ob ich die intensiven Gefühle der verzweifelt trauernden Menschen aushalten könnte, um ihnen Trost zu sein, so weiß ich heute, dass ich das kann.

Ich habe die verschiedenen Formen und Nuancen von Unglück, Trauer und Verzweiflung kennengelernt und tue es in jedem neuen Einsatz.

Und ich habe diese Gefühle schätzen gelernt.

Die Begegnungen, die ich erleben darf, sind von den unterschiedlichsten Menschen in Situationen geprägt, die ebenfalls kaum verschiedener sein könnten. Sie alle suchen Halt und ringen um Verständnis dafür, warum sich ihr Leben von einer Sekunde auf die andere so dramatisch verändert hat. Ich denke, die tiefe Verzweiflung der Menschen, die ich betreue, ist ein wichtiges und richtiges Gefühl. Eines, das ich nicht »wegmachen« will, selbst wenn ich es könnte. Denn es ist dieses Gefühl, das ihnen hilft, den Tod eines geliebten Menschen zu verstehen und zu akzeptieren. Mit allen Sinnen und mit dem Herzen. Es ist wichtig, dieses Gefühl nicht zu verdrängen, damit man trauern kann um das, was man verloren hat.

Es geht also nicht darum, sich »ein dickes Fell zuzulegen«, den »Tod nicht an sich herankommen zu lassen«. Stattdessen lernte und lerne ich, besser mit meinen eigenen Gefühlen umzugehen und sie zu reflektieren. Denn wenn wir unsere eigenen Gefühle verstehen, können wir auch die der anderen besser erkennen und darauf eingehen. Ich habe verstanden, dass ein KIT-Einsatz zunächst einmal Stress für mich bedeutet und ich damit umgehen muss. »Aushalten« allein reicht nicht aus.

Ständig muss ich mit Umständen rechnen, die alles andere als Routine für mich sind und meinem Körper und meiner Psyche viel abverlangen können.

Im Grunde geht es schon *vor* dem Einsatz los. Es ist anstrengend für meinen Körper, wenn nachts um halb drei das Handy klingelt. Zwar hilft mir das Adrenalin sofort hellwach zu werden, doch angenehm ist das nicht. Ich notiere die Daten, die der Disponent mir sagt, und rufe bei dem alarmierenden Polizisten zurück. Meist bin ich dann bereits auf dem Weg zu meinem »Alarmstuhl«, auf dem meine Einsatzkleidung auf mich wartet. Ich putze mir schnell die Zähne, klatsche mir Wasser ins Gesicht und los geht's.

Kaum am Auto angekommen warten die nächsten Unwägbarkeiten, die Stress auslösen in diesen Momenten, in denen ich sowieso schon angespannt bin. Ich verfluche die fehlende Garage, wenn ich im Winter die Windschutzscheibe vom Eis freikratzen muss, während die Polizei auf mich wartet. Meistens kenne ich den Weg zum Einsatzort nicht – Hamburg ist groß. Ich muss zügig fahren und mein Navi im Auge behalten. Gleichzeitig trudeln Telefongespräche ein, natürlich habe ich eine Freisprechanlage, und ich bekomme weitere Informationen über die Einsatzlage. Es sind vielleicht kleine Kinder betroffen oder unter den Opfern. Mein Puls steigt.

Am Einsatzort angekommen heißt es: Tief durchatmen, leise bis zehn zählen und den bisherigen Druck abschütteln. Ich bin am Einsatzort angekommen und kann mich orientieren, ich kann handeln, ich kann zur Ruhe kommen und mich voll auf die Situation konzentrieren.

Eine Anekdote aus meiner allerersten KIT-Bereitschaft illustriert, was der Stress mit mir gemacht hat, als ich noch ungeübt war:

Es war mein erster Bereitschaftsdienst im KIT. Ich war zusammen mit einem »alten Hasen« eingetragen. Mit Kay. Eine sichere Sache. Selbst wenn ich ein Totalausfall werden sollte, Kay würde alles alleine regeln. Das war der Plan. Ich hätte also in aller Seelenruhe abwarten können, ob das Handy klingelt und ich meinen ersten Einsatz fahren darf.

Ich habe gewartet.

Und gewartet.

In den ersten Stunden tat sich nicht mehr, als dass ich im Zehn-Minuten-Takt nachgeschaut habe, ob mein Handy auch wirklich empfangsbereit ist. Selbst auf die Toilette habe ich es mitgenommen. Denn nicht auszudenken, wenn es geklingelt hätte, während ich … Genau. Sicher ist sicher.

Der Zeiger der Uhr quälte sich vorwärts. Nichts geschah. Das sollte ich vierundzwanzig Stunden durchhalten? Unvorstellbar. Nur widerwillig ging ich schlafen. Am liebsten hätte ich die Einsatzstiefel und meine Einsatzjacke anbehalten, damit ich bloß schnell genug aus dem Bett käme, wenn der Anruf kam. Und nein, er kam nicht, ich verbrachte eine unruhige Nacht.

Am nächsten Morgen war ich fest entschlossen, diese KIT-Sache wieder aufzugeben. Während ich beim Frühstück überlegte, wie ich den Ausstieg finden könnte, klingelte es an der Tür. Endlich!

Ich raste den Flur entlang – und ließ dummerweise mein Handy auf dem Küchentisch liegen. Vollbremsung. Ich wohne in einem Hamburger Altbau, mein Flur ist lang! Umdrehen und das Handy holen? Oder die Tür öffnen? Es klingelte erneut. Ich lief weiter und spähte durch den Türspion. Oh Gott, es ging los! Vor der Tür erkannte ich nur eine Uniform, das war Kay!

Ich riss die Tür auf, starrte aber in ein fremdes Gesicht, und ehe der Fremde auch nur ein Wort sagen konnte, schrie ich ihn an: »Wo ist Kay?«

»Äh, Kay?«

»Ja doch! Müssen wir los? Oh Gott, ich glaube, ich habe das Handy nicht gehört. Das gibt es doch gar nicht!«

»Äh, hat niemand angerufen?«

»Nein! Wo verdammt nochmal ist Kay?« Ich griff nach

meiner Einsatzjacke am Garderobenhaken. »Ich muss mein Handy holen, bin gleich wieder da.«

»Äh. Sie sind in Bereitschaft?«

»Ja klar, Sie holen mich doch ab, oder?« Der Kerl war aber auch schwer von Begriff, und seine vielen Nachfragen gingen mir auf meine geschundenen Nerven.

»Äh. Warten Sie mal eine Sekunde. Also, ich weiß ja nicht, wer Kay ist, und ich wollte auch nur fragen, ob Sie für den Arbeiter-Samariter-Bund spenden möchten, aber ich glaube, ich komme besser ein andermal wieder.« Er ging kopfschüttelnd die Treppe runter.

Ich stand reglos in der geöffneten Wohnungstür, als es mir wie Schuppen von den Augen fiel.

Rot!

Der Mann trug eine rote Einsatzuniform.

Das KIT trägt Gelb und Blau!

Diese Kleinigkeit war mir irgendwie durchgerutscht. Was soll ich sagen, ich habe den armen Mann angeschrien. Aber hey, ich war im Stress!

Noch heute nimmt mich Kay dann und wann auf den Arm, indem er am Telefon säuselt, ich solle bitte nach meiner Ankunft am Einsatzort nach den *gelben* Jacken Ausschau halten. Witzig, der Mann. Witzig.

Dennoch, der Einsatzdruck ist hoch. Vor dem Einsatz und im Einsatz selbst. Wenn ich ankomme, nehme ich erste Eindrücke mit eventuell schrecklichen Bildern von Verletzten und Toten wahr, ich nehme all das, Gerüche, Schreie und hektische Betriebsamkeit, so ruhig es geht in mir auf. Ich habe keine andere Aufgabe, als mich um die Betroffenen zu kümmern, aber ich muss mir einen Überblick verschaffen. Ich lasse mich dabei auch nicht von den Erwartungshaltungen der Rettungskräfte hetzen, die zwar sehr froh sind, dass ich da bin, aber manchmal auch hektisch agieren. Nach dem Motto: »Gut, dass Sie endlich da sind, machen Sie mal, aber schnell.« Das liegt daran, dass viele Menschen auf intensive Gefühle, Verzweiflung und Schreie hilflos reagieren. Sie möchten den Betroffenen sofort helfen, möchten, dass es leichter wird. Aber das geht nun mal nicht so schnell. Intensive Gefühle ebben nur langsam ab, man muss den Menschen Zeit geben und währenddessen mit der emotional belastenden Situation umgehen können.

Ich orientiere mich, sehe mir alles an und stelle der Polizei erste Fragen. Ich handle nicht intuitiv – ich reagiere so, wie es meine Fachkompetenz in der Einsatzlage verlangt. Ich bin im KIT darin geschult worden, Einsatzlagen einzuschätzen, ich weiß, welche Informationen ich brauche und auf welche Umstände ich zu achten habe.

Wenn ich endlich bei den Betroffenen angekommen bin und in die Betreuung gehe, bin ich in meinem Element. Ich lasse mich nur noch auf das ein, was dieser Mensch braucht, so taste ich mich voran und überlege Schritt für Schritt, wie ich die Betreuung gestalten kann. Auch wenn ich mit Menschen konfrontiert werde, die extreme Symptome einer Belastungsreaktion zeigen, so bin ich doch darauf vorbereitet. Denn ich erwarte nicht, dass sie nette Gastgeber sind und mir einen frischen Kaffee hinstellen. Ich erwarte Emotionen. Egal welcher Art.

Dass ich auf mitunter sehr heftige Gefühle vorbereitet bin, hilft mir diese zu akzeptieren. Diese innere Grundhaltung, die geschulte Wahrnehmung meiner eigenen Gefühle und die Tatsache, dass ich eine Aufgabe habe, lässt mich das Leid mittragen und gibt mir die Möglichkeit, Trost zu spenden.

Ich höre zu, fördere die Orientierung in der katastrophalen Situation, unterstütze den Emotionsausdruck von Angst, Trauer und Wut, um nicht der Resignation die Oberhand zu lassen. Ich helfe den Betroffenen, sich emotional langsam zu beruhigen und gut für sich zu sorgen, denn die Situation, in der sie sich befinden, ist kein Alltag und keine Normalität, es ist eine Ausnahmesituation.

Ich habe immer wieder die Erfahrung gemacht, dass viele Menschen Angst haben, auf trauernde Betroffene zuzugehen: »Was soll ich denn sagen? Ich kann ja doch nicht helfen. Ich möchte nichts falsch machen.«

Alle diese Sätze kann ich gut verstehen, und doch sind sie verkehrt. Wenn man nicht weiß, was man sagen soll, darf man schweigen. Ein Blickkontakt, Hände halten, Zuwendung, all das hilft auch. Wenn man nicht weiß, wie man sonst noch helfen kann, darf man die Betroffenen fragen. Wir können uns Erinnerungen an die Verstorbenen erzählen lassen, Fotos ansehen. Wenn man Angst hat, etwas falsch zu machen, muss man den Mut haben, es auszuprobieren und vielleicht wieder damit aufzuhören.

Wir können lernen, unsere Angst vor trauernden Menschen kleiner werden zu lassen. Wir können lernen, Herausforderungen anzunehmen, statt sie gleich abzulehnen. Wir können anderen beistehen, wenn sie einen Verlust erleiden und uns brauchen.

Manchmal werde ich gefragt, was diese Einsätze mit mir machen, wie ich mich fühle, ob ich auch mal weine. Ich habe keine Angst vor Gefühlen. Auch nicht vor meinen eigenen. Meine Aufgabe ist es, in dieser Gefühlsintensität Vertrauen und Nähe zu den Betroffenen aufzubauen. Ich möchte herausfinden, was ihnen guttut.

Ich fühle mit ihnen. Aber ich leide nicht mit ihnen. Es geht nicht um mich. Auch wenn es immer eine Gratwanderung zwischen Nähe und Distanz ist, die sich zwischen den betroffenen Menschen und mir entspinnt. Ich habe gelernt, Schweigen genauso bewegend zu erleben wie Weinen, Schreien oder Wehklagen. Eines ist nicht besser oder schlimmer als das andere. All das ist Ausdruck des gleichen Gefühls: der Trauer und des Verlusts!

Mein Bemühen um Verstehen und das Gefühl der Betroffenen verstanden zu werden baut Nähe auf. Ich bin für kurze Zeit Gefährtin. Und das berührt mich. Ich nehme die Gefühle der Menschen auf. Ich versuche, ihnen Ausdruck zu verleihen. Ich biete mich mit Sprache oder Handlungen an. Wir versuchen gemeinsam den Schock zu überwinden.

Und manchmal weine ich auch. Natürlich. Wenn ich im Institut für Rechtsmedizin mit einer Mutter vor ihrem toten Kind stehe, dann kommen mir die Tränen. Ich schäme mich dafür nicht. Ich gehe nicht in der Verzweiflung auf, ich bleibe handlungsfähig. Aber ich bin nicht aus Stein, und das möchte ich auch nicht sein.

Ein Grund dafür, warum es mir gelingt, die intensiven Gefühle auszuhalten, ist der, dass ich am Veränderungsprozess beteiligt bin. Ich erlebe, wie die Menschen sich mit meiner Hilfe verändern, zu verstehen beginnen, wieder handlungsfähig werden. Wie die Menschen überleben und vielleicht tatsächlich den Grundstein dafür legen, irgendwann weiterzuleben.

Ich darf Zeuge dieser Bewältigung und dieser Kraft sein. In solchen Momenten fühle ich, was Menschlichkeit ist – und das ist nichts, was man sich mit Geld kaufen könnte. Es ist ein schönes Gefühl, jemandem beistehen zu können. Es gibt einem neben vielem anderen auch ein Gefühl von Selbstachtung. Von der Sinnhaftigkeit des eigenen Tuns, von dem, was es heißt, Mitmenschen zu haben.

Natürlich nehme ich aus fast jedem Einsatz Bilder, Gedanken und Erinnerungen mit, die mich vielleicht nie wieder verlassen werden. Sie gehören zu meinem Leben. Sie sind abrufbar. Jederzeit. Aber sie belasten mich nicht. Auch wenn es sich für Außenstehende vielleicht befremdlich anhört, ich finde sogar, sie bereichern mein Leben. Sie stimmen mich manchmal traurig oder auch froh. Sie geben mir Rätsel auf oder lassen mich demütig die Kraft dessen bewundern, was zwischen Menschen möglich ist.

Sie sind wertvoll.

Und vielleicht ist es das, was mir in den Jahren im KIT am deutlichsten geworden ist: Dass es im Leben nicht darum geht, nur *gute* Gefühle zu haben. Obwohl die meisten Menschen danach streben und alles vermeiden, was unangenehm ist.

Ich habe erfahren, wie viel schöner das Leben ist, wie viel intensiver die guten Gefühle, wenn ich den Unterschied spüren kann. Wenn ich auch das Negative, Belastende zulasse und als Teil des Lebens respektiere. Wenn ich negative Gefühle verdränge und vermeide, nur Positives lebe, dann spüre ich keinen Unterschied mehr, dann wird auch ein gutes Gefühl zur Routine, Monotonie und Langeweile. Denn unsere menschliche Wahrnehmung funktioniert häufig nur im Vergleich.

Man kann sich das klarmachen, wenn man einen kleinen Ausflug in die Wahrnehmungsphysiologie unternimmt. Wenn man eine Schüssel mit kaltem Wasser und eine mit heißem Wasser füllt und jeweils eine Hand eine Weile hinein hält, gewöhnen sich unsere Hände an die Temperaturen. Stecken wir jetzt jeweils die Hände nacheinander in eine dritte Schüssel mit Wasser in Raumtemperatur, signalisiert die Hand aus der Schüssel mit dem kalten Wasser, dass die dritte Schüssel heißes Wasser beinhaltet. Die Hand aus der warmen Schüssel sagt über dasselbe Wasser, dass es kalt ist!

Wir verfügen über keine absolute Temperaturmessung. Wir spüren nur die Relation. Mal heiß, mal kalt. Je nach Ausgangslage. Nur der Unterschied ist spürbar.

Und vielleicht verhält es sich mit dem Leben und dem Tod ganz ähnlich. Es sind zwei Welten, die aufeinanderprallen, und erst in der Wahrnehmung der einen begreift man, was die andere ausmacht.

Gehört der Tod also viel mehr zum Leben dazu, als wir es wahrhaben wollen? Kann er unser Leben nicht viel wertvoller machen, wenn wir lernen, ihn wahrzunehmen und uns mit ihm auseinanderzusetzen? Und könnten wir uns so nicht auch besser vorbereiten auf die Momente in unserem Leben, in denen wir uns unsere Gefühle nicht aussuchen können – wenn das Schicksal entscheidet und wenn schlimme Dinge passieren?

Mich hat der plötzliche Tod, mit dem ich im KIT ständig konfrontiert bin, gelehrt, das Leben zu lieben. Ich lerne jeden Tag mehr, was mir wirklich wichtig ist: Zeit mit Menschen, die ich liebe, und mit Tätigkeiten, die mir Freude bereiten, zu verbringen ist mir wichtiger denn je. Das Leben ist nicht mehr selbstverständlich und unendlich für mich. Ich habe gelernt, dass es etwas Kostbares ist.

Etwas, das ich auch gelernt habe, ist, dass ich versuche mich gut um mich zu kümmern. Wenn ich nach einem Einsatz nach Hause komme, möchte ich meinem Mann davon erzählen. Mal mehr, mal weniger.

Im KIT sprechen wir nicht nur miteinander im Team, sondern erhalten auch externe Supervision, um über unsere Tätigkeit nachzudenken und zu sprechen. Das bedeutet, dass wir uns regelmäßig in Kleingruppen mit einem Psychotherapeuten treffen, der unsere Arbeit gut kennt. Wir müssen den Umgang mit eigenen Belastungen durch die Arbeit in der Krisenintervention erlernen. Wir lernen über unsere Emotionen zu sprechen und zu begreifen, was uns ergreift.

Darüber hinaus sollen wir unser Handeln und die Erwartungen, die an uns gestellt werden, reflektieren. Die Supervision hilft uns, unverständliche oder belastende Reaktionen der Betroffenen, aber auch eigene Reaktionen, einzuordnen und zu verstehen. Das ist wichtig, um aus den Erfahrungen zu lernen und sich in zukünftigen Einsätzen besser zu verhalten und auch für den eigenen Umgang mit dieser Arbeit zu profitieren.

Darüber hinaus brauchen KIT-Kräfte einen Ausgleich zu ihrem Ehrenamt. Beruf, Familie, Freunde, Sport und ein Hobby helfen uns, einen Ausgleich zu finden und uns unsere Belastbarkeit zu erhalten. Jeder KIT-Helfer braucht stabile soziale Beziehungen, Spaß und Sinnerleben in dem, was er tut:

Wir brauchen keine Helden, wir brauchen Menschen!

Ich selbst zum Beispiel schreibe sofort nach einem Einsatz das Erlebte auf. Im Einsatzbericht und in meinem persönlichen Tagebuch. Ich mag es, nach den richtigen Worten zu suchen und mir so darüber klar zu werden, was passiert ist und was ich dabei empfunden habe. So geht nichts verloren, ich kann es nachlesen. Das befreit mich.

Manchmal spinne ich aus einem kleinen Detail des Einsatzes ganz neue Geschichten. Ich lasse meiner Fantasie freien Lauf und denke mir etwas Kreatives aus. Inzwischen entstehen so sogar ganze Romane. Kriminalromane. Und so schließt sich der Kreislauf aus der psychotherapeutischen Arbeit, den Emotionen der KIT-Einsätze und der kreativen Ausgestaltung in meinen Büchern.

Aber natürlich gibt es auch eine Kehrseite der KIT-Arbeit. Mein Blick ist geschärft für »Beinahe-Katastrophen«. Ich habe kein Verständnis und keine Toleranz mehr für die Auto-Raser, diejenigen, die bei Rot über eine Ampel fahren, die Rücksichtslosen, die Gewalttätigen, die Überheblichen und die grandiosen Selbstüberschätzer. Sie alle spielen mit unserem Leben.

Denn oft genug bedeutet es, dass sich das Telefon eines KIT-Mitarbeiters mit diesem *einen* Klingelton meldet und dass die Leitstelle sagt: »Wir haben einen Einsatz für Sie.«

Ich habe hier über einige meiner Begegnungen mit Menschen und ihren Reaktionen von Angst, Verzweiflung, Mut und Hoffnung in schier ausweglosen Situationen berichtet.

Der Tod eines geliebten Menschen ist für die Betroffenen eine Tragödie. Für entfernte Freunde und Verwandte ein trauriger Schicksalsschlag. Für viele andere *nur* eine Meldung in der Presse, oder die Nachricht, dass einem Kollegen, jemandem aus dem Sportverein oder einer Nachbarin etwas widerfahren ist. *Nur* eine Neuigkeit.

Jeder kennt einen Nachbarn, Kollegen, Freund, einen geliebten Menschen, der einen plötzlichen Tod stirbt. Lassen wir die Überlebenden nicht allein. Seien wir an ihrer Seite. Wir haben zwar keine sehr hilfreichen Antworten, keine heilenden Sätze. Aber wir sind da. Zeigen, dass wir in der Not nicht wegsehen, in unsere kleine heile Welt zurückkehren und so tun, als passiere *das* nur den anderen.

Das Leben geht weiter – niemals so wie zuvor, aber es

geht weiter. Helfen wir, dass es *gut* weitergeht. Machen wir die Welt ein kleines bisschen besser.

Schicksalsschläge gehören zum Leben dazu.

Auch zu unserem Leben.

Üben wir, sie zu bewältigen.

Sehen wir hin.

Seien wir da.

Anhang

Wer ist das Kriseninterventionsteam Hamburg?

Das 1997 gegründete Kriseninterventionsteam Hamburg betreut Menschen unmittelbar nach seelisch stark belastenden Erlebnissen. Damit sind Ereignisse gemeint, die so schwerwiegend sind, dass sie von uns Menschen eine Anpassungsleistung verlangen, die unter Umständen unsere Kräfte übersteigt. Das ist in der Regel immer dann der Fall, wenn es um brutale Gewalt oder Tod geht. Solche Erlebnisse können bei jedem Menschen traumatisierend wirken.

Die Mitarbeiter des KIT leisten dann *Erste Hilfe für die Seele* oder wie es deutschlandweit genannt wird: Psychosoziale Notfallversorgung (PSNV).

Wann kommt das KIT?

Die Polizei fordert uns regelmäßig zur gemeinsamen Überbringung einer Todesnachricht an. Wenn jemand im öffentlichen Raum, beispielsweise auf der Straße nach einem Verkehrsunfall, einen unerwarteten Tod gestorben oder eines Gewaltverbrechens zum Opfer gefallen ist. Die Polizei fährt mit dem KIT so schnell wie möglich zu den Angehörigen, um sie persönlich zu informieren und zu betreuen.

Wir werden von der Polizei ebenfalls gerufen, um Angehörige zu betreuen, wenn ein Familienmitglied Suizid begangen hat.

Wir kommen immer dann, wenn Gewalt im Spiel ist. Ob es sich um ein Tötungsdelikt oder sexuelle Gewalt handelt, Raub- oder Banküberfälle oder eine Geiselnahme. Die überlebenden Opfer und deren Angehörige brauchen Unterstützung.

Manchmal stirbt jemand unerwartet im häuslichen Umfeld, und der zurückbleibende Partner oder die ganze Familie braucht während der ersten Stunden nach dem plötzlichen Tod Hilfe.

Wir werden zur Betreuung der Eltern nach dem Plötzlichen Kindstod (SIDS) gerufen.

Ebenso sind wir bei Verkehrsunfällen mit Schwerverletzten oder Toten für die Überlebenden und Augenzeugen da.

Und wir sind zuständig nach Schadensereignissen mit zahlreichen Betroffenen (Wohnhausbrand, Flugunfall, Bahn- oder Busunglück) – was Gott sei Dank nicht so häufig vorkommt.

Das KIT betreut ausschließlich überlebende Opfer, Angehörige, Augen- und Ohrenzeugen oder *unschuldig schuldig* gewordene Menschen wie zum Beispiel Autofahrer, die ungewollt einen tödlichen Autounfall verursacht haben.

Wir betreuen keine identifizierten Täter einer Straftat. Diese befinden sich in Polizeigewahrsam.

Wir betreuen auch nur selten Polizisten oder andere Rettungskräfte, da diese Institutionen eigene interne Unterstützungssysteme haben.

Wer sind die KIT-Helfer?

Das multiprofessionelle Hamburger-KIT-Team besteht aus Angehörigen psychosozialer Berufe wie Psychologen, Psychotherapeuten und Pädagogen. Weiterhin Krankenschwestern, Rettungssanitätern und Polizisten. Darüber hinaus sind auch Ausübende aller anderen Arten von Berufen erwünscht. Anders als in anderen KIT-Teams in Deutschland setzen wir auf die Synergieeffekte, die entstehen, wenn die verschiedenen Berufsgruppen ihr Fachwissen, ihre Kompetenzen und Kontakte zusammentragen. Wichtig ist eine gute und intensive Ausbildung in der KIT-Arbeit. Am Anfang steht die theoretische Wissensvermittlung, und in der anschließenden Praxisphase wird der Transfer in die Betreuungssituation geübt.

Wir arbeiten alle ehrenamtlich. Daher ist unser Einsatz für die Betroffenen kostenlos. Und das ist gut so, denn es bedeutet: Unbürokratische Sofort-Hilfe!

Wie oft ist das KIT im Einsatz, und wie lange bleiben wir vor Ort?

In Hamburg besteht das KIT aus etwa 40 Mitarbeitern. Wir sind an 365 Tagen im Jahr rund um die Uhr erreichbar und im gesamten Gebiet der Hansestadt Hamburg tätig. Zwei Teammitglieder sind immer im 24-Stunden-Bereitschaftsdienst und werden über die Leitstelle des Deutschen Roten Kreuzes (DRK) von der Polizei alarmiert. Ich bin durchschnittlich zwei Mal im Monat von 19.00 bis 19.00 Uhr in einem Bereitschaftsdienst. An Wochentagen – dann sehe ich in meiner Praxis keine Patienten, sondern erledige Schreibtischarbeit – oder am Wochenende.

Wir fahren über 300 Einsätze jedes Jahr und haben somit nahezu täglich einen Einsatz. Es kann aber auch vorkommen, dass es in einer Bereitschaft ruhig bleibt und am nächsten Tag dann zwei oder drei Einsätze kommen.

Das KIT leistet nur eine einmalige Akutbetreuung direkt nach dem tragischen Ereignis. Wir können keine Langzeitbetreuung anbieten, denn der nächste Einsatz wartet vielleicht schon auf uns. Wir kommen sofort, wenn man uns dringend braucht, und signalisieren: »Du bist nicht allein.« Wir gehen, wenn wir eine geeignete Brückeninstitution empfohlen haben oder diese bereits kontaktiert ist. Unsere Brückenpartner übernehmen die weitere Betreuung der nächsten Tage, Wochen, Monate oder sogar Jahre, das kommt ganz auf das vorgefallene Ereignis und die betroffenen Personen und deren Bedürfnisse an.

Wie qualifiziert sind die KIT-Helfer?

Wir KIT-Helfer arbeiten alle ehrenamtlich. Aber es ist ein qualitativ hochwertiges, zeitlich intensives Engagement, das jeder Mitarbeiter erbringt, nichts für *nebenbei*. Wir führen daher ausführliche Auswahlgespräche mit den Bewerbern und haben strenge Auswahlkriterien, um sicherzustellen, dass jemand der anspruchsvollen Arbeit dauerhaft gewachsen ist und der Bewerber uns und unsere Arbeit wiederum gut genug kennenlernen kann, um sich kein falsches Bild von dem zu machen, was auf ihn zukommt. Die Ausbildung in der Psychosozialen Notfallversorgung umfasst 180 Theoriestunden, und es schließt sich eine mindestens einjährige Praxiserprobung an. In dieser Phase absolvieren die neuen KITler mit einem erfahrenen Mitarbeiter zusammen ihre Einsätze. Sie überprüfen sich selbst, lernen dazu und sammeln wichtige Erfahrungen. Ich habe gleich in meinem ersten Jahr im KIT rund 20 Einsätze gefahren und wusste, diese Arbeit wird mein Leben verändern. Ich habe es nie bereut.

Wir qualifizieren uns regelmäßig in Fortbildungen weiter, haben monatliche Teamtreffen zum fachlichen und organisatorischen Austausch und bekommen externe Supervision von einem Psychotherapeuten, um zu lernen, uns selbst zu reflektieren und zu verstehen. Denn nur wenn wir dazu in der Lage sind, können wir auch auf andere Menschen und deren Reaktionen eingehen, um ihnen zu helfen.

Welche Reaktionen zeigen Menschen in Extremsituationen?

Die psychische Verarbeitung von traumatischen Ereignissen verläuft in drei Phasen: der Schockreaktion, der Einwirkphase und der Erholungsphase.

Das KIT hilft den Menschen in der Schockphase die eigenen Reaktionen zu verstehen und zu überstehen. Dabei gibt es viele verschiedene Reaktionen, die alle gleichermaßen legitim sind:

Weinen und Schreien

Die Betroffenen sind unruhig und fließen im wahrsten Sinne über vor Eindrücken und Stresshormonen. Sie weinen, schreien, wimmern, klagen laut oder reden viel und Unwichtiges.

Unsicherheit, Angst und Panik
Nachdem Menschen in eine extreme oder gar existentiell bedrohliche Situation geraten sind, verstehen sie die Welt nicht mehr, ihr Herz rast, sie zittern, und ihnen ist schwindelig. Betroffene zeigen häufig einen Ausdruck der Unsicherheit und Hilflosigkeit. Sie können kaum Fragen beantworten und keinen klaren Gedanken mehr fassen. Sie laufen verwirrt auf und ab. Die enorme Verunsicherung, die anhält, wenn sie Schreckliches erlebt haben, kann bei ihnen zu massiven Ängsten führen.

Ruhe, Gelassenheit, Bemühen, die Fassung zu bewahren
Es kommt vor, dass Betroffene sich unauffällig, nahezu souverän verhalten und rational handeln. Sie sind aber nicht abgebrüht und stumpf. Wir wissen nicht, wie es in ihnen aussieht. Werden Gefühle unterdrückt, können sie Tage später umso heftiger zutage treten.

Verwirrung
Aufgrund der vielen Eindrücke und von Überforderung kann es vorkommen, dass Menschen plötzlich ganz Alltägliches nicht mehr wissen: Dann kann man sich selbst an die eigene Telefonnummer nicht mehr erinnern. Die Menschen bekommen Angst »verrückt« zu werden, weil sie sich nicht konzentrieren können. So können auch Schuldgefühle entstehen, weil sie nicht so überlegt gehandelt haben, wie sie es von sich erwartet hätten.

Paradoxe Reaktionen
Nach einem traumatisierenden Ereignis stehen Betroffene häufig so unter Schock, dass sie scheinbar paradoxe, alltägliche oder sinnlose Dinge tun, die der Situation nicht angemessen sind. Das Gehirn hält an dem fest, was es kennt, weil die realen Ereignisse so unfassbar schlimm sind, dass das Gehirn ein vollständiges Verstehen nicht zulässt. Weil nicht ist, was nicht sein darf.

Innerer Rückzug, Apathie
Manche Menschen wirken nach einer für sie katastrophalen Nachricht wie erstarrt, apathisch und teilnahmslos. Sie sind emotional betäubt. Eine durchaus häufige Schutzreaktion und nicht mit Kaltherzigkeit zu verwechseln.

Das Gegenteil dieser nach innen gerichteten Reaktion ist eine nach außen gerichtete expressive Reaktion.

Aggression, manchmal auch Tendenz zur Eigengefährdung
Aggression kann sich durch verbales Fluchen und Drohen oder auch körperlich, z. B. durch Um-sich-Schlagen, äußern. Wut und Aggression dienen der Erregungsabfuhr oder sind Ausdruck von Angst. Es sind keine Feindseligkeiten.

Verbale Aggressionen können einem begegnen, wenn der Verlust einer nahen Bezugsperson im wahrsten Sinne des Wortes »abgewehrt« werden muss, da er unerträglich ist. Die Frustration, den Tod des geliebten Angehörigen nicht verhindert zu haben, kann zu Wut führen, die sich durch verbale Beschimpfungen ihren Weg bahnt.

Verbale Ausrutscher lassen sich gut tolerieren, da man

weiß, dass man nicht persönlich gemeint ist. Selbstverletzungen hingegen können nicht hingenommen werden. Auch bei Fremdaggression erbitte ich Unterstützung durch die Polizei, bis etwas Ruhe einkehrt ist.

Ist die Schockphase vorbei, haben während der Einwirkphase viele Betroffene Gefühle von Angst und Orientierungslosigkeit. Das KIT unterstützt sie dabei, sich für diese Phase Zeit zu nehmen und sich nicht unter Druck zu setzen, schon nach wenigen Stunden wieder »funktionieren« zu müssen. Es gibt keinen Alltag nach einer Katastrophe. Nur mit Zeit und Ruhe können sich die Menschen langsam erholen.

Nach zwei bis vier Wochen setzt die Erholungsphase ein, und die Betroffenen werden ruhiger. Das Interesse am Alltag setzt langsam wieder ein. Dabei werden die Ereignisse nie vergessen! Sie haben sich ins Gedächtnis eingegraben, sie können nicht vergessen werden. Aber ihre vernichtende Kraft lässt Schritt für Schritt nach. Dann ist es möglich, über das Ereignis zu sprechen, ohne dass die heftigen Gefühle von Angst, Hilflosigkeit und Verzweiflung einen sofort wieder überschwemmen.

Die Erlebnisse werden nach und nach in unsere Biografie integriert.

Was ist ein Trauma?

Im umgangssprachlichen Gebrauch wird der Begriff des Traumas sehr weit gefasst. Wenn ich auf meine Arbeit beim KIT angesprochen werde, dann fällt dieser Begriff meistens sehr schnell. Da werden durchaus normale Belastungen wie beispielsweise ein Umzug oder persönliche Konflikte und Kränkungen als traumatisch bezeichnet. In der Psychologie hingegen verstehen wir solche Ereignisse eher als ein »belastendes Lebensereignis« und nicht als Trauma. Der Begriff Trauma ist eng definiert und trifft ausschließlich laut einer Definition des Diagnostischen und Statistischen Leitfadens psychischer Störungen auf Ereignisse zu, bei denen eine Person etwas »erlebt oder miterlebt, das tatsächlichen/drohenden Tod oder ernsthafte Verletzung oder sexuelle Gewalt der eigenen Person oder anderer Personen beinhaltet«. Außerdem trifft es auf Ereignisse zu, bei denen eine Person »erfährt, dass das traumatisierende Ereignis einem engen Familienmitglied oder engen Bekannten zugestoßen ist. Die Betroffenen werden wiederholt oder sehr extrem mit aversiven Details des traumatischen Ereignisses konfrontiert.«

Anhand dieser Definition wird deutlich, dass ein Trauma ein sehr seltenes Ereignis ist, das mit Gewalt oder Tod zu tun hat. Wie sich dieses Ereignis (= Trauma) auf uns auswirkt, ist sehr unterschiedlich.

Im Allgemeinen ist der menschliche Körper extrem belastbar. Und dennoch können Knochen brechen oder Muskeln reißen, wenn die Kräfte, die auf uns wirken, zu stark sind oder zu lange andauern. Dann brauchen wir medizinische Hilfe.

Genauso ist es mit unserer Seele. Wenn ein Erlebnis belastender und bedrohlicher ist, als wir es aushalten können, wenn wir einer existenzbedrohenden Situation ohnmächtig gegenüberstehen, dann brauchen wir psychische Hilfe.

Denn wir sind von dem Ereignis (= Trauma) betroffen, erleben es und reagieren mit uns unbekannten Gefühlen, Gedanken, Handlungen und Körperreaktionen.

Welche extremen Ereignisse können traumatisieren?

In der Psychologie unterscheidet man zwei Arten von Traumata:

Von einem Typ I-Trauma spricht man, wenn es sich um ein einzelnes, unerwartetes traumatisches Ereignis von kurzer Dauer handelt, zum Beispiel kann das ein schwerer Verkehrsunfall sein, eine Vergewaltigung, eine Geiselnahme, ein Überfall mit Waffenbedrohung, es können andere Gewalttaten sein, auch Naturkatastrophen wie Erdbeben oder ein Tsunami.

Das Typ II-Trauma ist gekennzeichnet durch eine Serie miteinander verknüpfter Ereignisse oder ein lang andauerndes, vorhersehbares Ereignis wie zum Beispiel wiederholte sexuelle oder körperliche Misshandlungen, Geiselhaft und Folter, Gewalterfahrungen in der Partnerschaft oder Kriegserfahrungen. Das Opfer ist dabei aus unterschiedlichsten Gründen nicht in der Lage, aus eigener Kraft die Traumatisierung zu beenden oder zu verhindern.

Das KIT betreut vorrangig die Menschen, die von Typ-I-Traumata betroffen sind, da es noch nicht zu einer Folgeerkrankung gekommen ist. Bei den Typ-II-Traumata spielt die Zeitdauer der zerstörerischen Kraft des anhaltenden Traumas die wesentliche Rolle. Das KIT kommt »zu spät«. Diese Menschen brauchen längerfristige psychotherapeutische Hilfe.

Welche psychischen Folgen kann ein Trauma haben?

Ungefähr 75 % der Bevölkerung erleiden im Laufe ihres Lebens eine traumatische Erfahrung. Aber: Nicht jedes traumatische Ereignis führt auch zu einer Traumatisierung. Und doch sind alle Menschen, die Schreckliches erlebt haben, Betroffene!

Nach einem Trauma reagieren alle Menschen mit einer Anpassungsreaktion, einer so genannten akuten Belastungsreaktion. Nach einem lebensbedrohlichen Ereignis treten Symptome wie Angst, Traurigkeit, wiederkehrende Bilder in Gedanken oder Träumen, körperliche Reaktionen wie Herzrasen, Zittern oder plötzliches Weinen oder Schlafstörungen auf. Diese Symptome zu spüren ist normal.

An dieser Stelle setzt das Kriseninterventionsteam mit seiner Unterstützung an. Wir wollen den Menschen helfen, diese akute Belastungsreaktion zu verstehen, als normale Reaktion zu begreifen, langsam wieder abzubauen und sich davon zu erholen, indem sie schnelle Sofort-Hilfe erhalten, um keine Trauma-Folgestörung zu entwickeln.

Ohne Intervention bekommen 25 % aller betroffenen Menschen längerfristige Probleme. Zu diesen Folgeproblemen gehört vor allem die so genannte Posttraumatische Belastungsstörung (PTBS). Auch Depression, Angststörungen oder Alkohol- und Tablettenmissbrauch gehören zu den häufigen Folgeproblemen.

An dieser Stelle will ich die Posttraumatische Belastungsstörung nicht weiter ausführen, da wir diese Erkrankung in der KIT-Arbeit nicht sehen. Sie entsteht erst Wochen und Monate später, wenn die traumatische Erfahrung nicht verarbeitet werden konnte. Die Menschen, die davon betroffen sind, suchen dann in meiner psychotherapeutischen Praxis Hilfe.

Leider kann die Wissenschaft noch nicht vorhersagen, welche Menschen nach einem Trauma eine Störung entwickeln und welche nicht. Es gibt aber Einflussfaktoren, die die Wahrscheinlichkeit erhöhen, dass Probleme auftreten, und es gibt Einflussfaktoren, die diese Wahrscheinlichkeit verringern.

Da ist zum einen die Art der Traumatisierung: Das Risiko einer Posttraumatischen Belastungsstörung steigt, wenn das Ereignis absichtlich herbeigeführt wurde. Nach einer Vergewaltigung entwickeln mehr als 50 % der Betroffenen eine PTBS. Niedrigere PTBS-Raten finden sich bei Betroffenen von schicksalhaften Ereignissen wie Naturkatastrophen oder nach Unfällen.

Es macht also einen gravierenden Unterschied, ob wir als Individuum betroffen sind und uns ein Mensch geschadet hat oder ob wir mit vielen anderen Menschen gemeinsam Opfer einer Naturkatastrophe geworden sind. Es ist für uns schlimmer, wenn ein Mensch eine sinnlose Tat verübt hat, sie also theoretisch auch zu verhindern gewesen wäre, als wenn die Natur »schuld« an einem für uns katastrophalen Ereignis ist. Eine Naturkatastrophe können wir nicht verhindern. Und wir sind auch nicht alleine betroffen, sondern mit uns viele andere Menschen. Aber dass ein Mensch uns schweren Schaden zufügt, ist unverständlich. Und dass wir individuell betroffen sind, während es allen anderen gut geht, das können wir nur schwer verkraften. Das wird noch potenziert, wenn der Mensch, der uns Gewalt antut, uns bekannt ist. Je näher uns der Mensch gestanden hat, umso größer ist das Risiko nach einer solchen Tat zu erkranken.

Mit diesen und anderen Einflussfaktoren beschäftigt sich die sogenannte Resilienz-Forschung. Die Forschung darüber, welche seelische Widerstandsfähigkeit wir entwickeln können und was uns gesund hält.

Aus den bisherigen Erkenntnissen dieses Forschungszweiges wissen wir auch, dass die zeitnahe seelische Unterstützung nach einem traumatischen Ereignis das Auftreten von Folgeerkrankungen reduziert und dass deshalb die psychosoziale Notfallversorgung besonders sinnvoll und wichtig ist.

Wie hilft das Kriseninterventionsteam?

Manchmal werde ich gefragt, ob jeder Mensch einen Psychologen braucht, um wirklich trauern zu können. Nein, antworte ich, Trauer ist keine Krankheit, und die meisten Menschen kommen ohne professionelle Hilfe aus. Aber der Schock des plötzlichen Verlustes eines Menschen, der Schock über die tragischen und schicksalhaften Umstände des Todes, können unsere Trauer blockieren. Sinn und Zweck der Krisenintervention ist es, den Menschen aus dem ersten Schock herauszuhelfen und ihre Handlungsfähigkeit im »Hier und Jetzt« wiederherzustellen und zu stärken, damit sie überhaupt anfangen können zu trauern. Wie tun wir beim KIT das?

Förderung von Sicherheit
Wir sind für die Menschen da. Wir lassen sie nicht alleine mit dem schrecklichen Geschehen. Wir bringen sie in Sicherheit: in räumliche Sicherheit, weg vom Tatort oder Unfallort, weg aus dem Blickfeld der Schaulustigen. Das subjektive Sicherheitsempfinden spielt eine wichtige Rolle und ist Voraussetzung, um sich von dem schrecklichen Ereignis distanzieren zu können. Wenn man sich in Sicherheit weiß, signalisiert das dem eigenen Ich: Es ist vorbei!

Wir versuchen herauszufinden, was die Person jetzt braucht und was ihr guttut. Wir halten das Schweigen, die Hilf- und Sprachlosigkeit des anderen aus, helfen ihm, diesen Zustand an sich selbst zu akzeptieren. Wir können das Ereignis nicht ungeschehen machen, aber wir können helfen, es zu überstehen.

Beruhigung und Orientierung
Wir vermitteln notwendige Informationen zum Geschehen und versuchen zu helfen, sich zu orientieren und das Ereignis zu realisieren. Was ein Mensch braucht, damit diese Orientierung eintreten kann, ist sehr unterschiedlich. Manche möchten Detailinformationen bekommen: Was ist passiert? Welche Verletzungen hat mein Mann? Hat er gesprochen, bevor er aufgehört hat zu atmen? Wer hat ihm geholfen?

Wir beantworten die Fragen der Betroffenen ehrlich und wahrhaftig, so gut wir das können. Darauf haben die Angehörigen ein Recht. Aber: Wir warten, bis die Angehörigen fragen! Was sie nicht erfragen, wollen sie unter Umständen zu diesem Zeitpunkt nicht wissen, oder es würde sie zu sehr quälen.

Die meisten Menschen stellen nur die Fragen, die in diesem Moment wichtig für sie sind. Die versuchen wir ehrlich zu beantworten. Für alles weitere bekommen die Angehörigen immer eine Telefonnummer und einen Ansprechpartner bei der Polizei genannt. Sie können dann später nachfragen.

Andere müssen den verstorbenen Menschen sofort sehen, damit sie begreifen können, dass er tot ist.

Wir versuchen Vertrauen zu schaffen, zuzuhören und Raum zu geben für Gefühle. Angst, Panik, Trauer, Wut, Rache, Schuld, Scham, Apathie … Wir halten diese Gefühle aus. Egal, ob jemand schreit, weint, klagt, schimpft oder sprachlos vor Entsetzen ist. All diese Reaktionen sind normal, und deshalb können wir sie mittragen. Für manche Menschen ist es wichtig, das Geschehen durch wiederholtes Erzählen für sich begreifbar zu machen. Wir hören zu, stellen Verständnisfragen, aber bohren nicht nach Details. Wir versuchen nachzuvollziehen, was geschehen ist und wie es dem anderen geht. Wir bewerten nicht. Wir fühlen mit, aber wie leiden nicht mit.

Wir beruhigen, indem wir die gerade auftretenden Symptome und Empfindungen, Gedanken und Handlungen der Betroffenen als legitim einstufen. Wir erklären die auftretenden Stresssymptome. Wir informieren über mögliche Belastungsreaktionen wie Schlafstörungen, veränderte Ess- und Trinkgewohnheiten, Ängste, Gefühle von Ärger oder Anspannung. Die Menschen erfahren, dass sie nicht *verrückt werden,* sondern *normal* reagieren und die Symptome wieder abklingen werden.

Förderung der Selbstwirksamkeit
Wir unterstützen bei organisatorischen Aufgaben, nehmen sie den Betroffenen aber möglichst nicht ab. Dennoch sorgen wir dafür, dass die einzelnen Aufgaben so klein und überschaubar sind, dass der Betroffene sie ausführen kann. So entwickelt sich Handlungsfähigkeit und das Erleben, etwas tun zu können, nicht ganz so hilflos und machtlos zu sein, wie es sich vielleicht anfühlen mag. Wir leisten nur die Hilfe, die benötigt wird, ansonsten erinnern wir die Betroffenen an ihre eigenen Ressourcen und Fähigkeiten.

Förderung von Kontakt und Verbundenheit
Wir helfen den Betroffenen dabei, ihr soziales Netzwerk zu aktivieren. In der Ausnahmesituation vergessen wir manchmal, dass die liebe Freundin um die Ecke wohnt oder die Schwester sich sofort auf den Weg machen würde. Jeder bekannte und geschätzte Freund ist besser als ein fremder KIT-Helfer. Wir begleiten die Betroffenen nur ein kleines Stück. Wir helfen ihnen, eigene Ressourcen zu mobilisieren, um mit ihrem neuen Leben zurechtzukommen.

Vermittlung von Hoffnung – Brückenfunktion
Wir sorgen dafür, dass unsere Hilfe fortgeführt wird, wenn die Betroffenen sich das wünschen. Wir empfehlen eine auf die Situation zugeschnittene Einrichtung und nehmen manchmal auch sofort Kontakt auf. So kooperieren wir

beispielsweise eng mit der Kriminalitätsopferhilfe Weißer Ring, den örtlichen Trauma-Ambulanzen, der Hamburger Opferhilfe-Beratungsstelle, Trauma-Therapeuten, AGUS, CHARON oder den Verwaisten Eltern, um nur einige zu nennen.

Häufig initiieren wir auch direkt Termine bei den Brückeninstitutionen. Eine besondere Situation ist es, wenn Kinder betroffen sind. Für diesen Fall hat das KIT eine bislang einmalige Kooperation mit dem »Zentrum für Kinder und Jugendliche in Trauer«, die auch für einige Termine direkt in die Familien gehen und dort Trauerhilfe leisten. Diese aufsuchende Arbeit ist im Versorgungssystem sehr ungewöhnlich. Aber es handelt sich ja auch um sehr außergewöhnliche Situationen.

Wenn wir vom KIT wieder gehen, wissen die Betroffenen, wie es weitergeht. Sie haben sich aufgeschrieben, was sie als Nächstes tun wollen. Sie haben ihre Familien zusammengerufen, sich von Terminen und Pflichten entlastet und sich den Freiraum geschaffen, den sie brauchen, um die nächsten Tage und Wochen zu überstehen und mit dem Trauern beginnen zu können. Sie wissen, an wen sie sich wenden können, wenn sie weiterführende Hilfe in Anspruch nehmen möchten.

Glossar

AGUS: Bundesweite Selbsthilfegruppen für Angehörige von Menschen, die sich suizidiert haben.

Akute Belastungsreaktion: Normale Reaktion auf ein traumatisches Ereignis. Gekennzeichnet durch wechselnde Emotionen wie z. B. Angst, Verzweiflung, Desinteresse, Ärger und Gereiztheit. Dazu können Ein- und Durchschlafstörungen kommen, sich aufdrängende Erinnerungen in Form von Bildern, Geräuschen oder Gerüchen des Geschehens. Die akute Belastungsreaktion klingt nach Stunden bis wenigen Tagen langsam ab.

CHARON: Beratungsstelle für den Umgang mit Sterben, Tod und Trauer

DGL: Dienstgruppenleiter, Vorgesetzter einer Wachdienstgruppe der Polizei

Direktion Einsatz: Abteilung der Polizei Hamburg, die die Informationsauswertung und -steuerung von größeren Einsätzen gewährleistet. Sie ist Meldekopf für alle Behörden in Hamburg oder anderen Bundesländern sowie für die ausführenden Polizei-Dienststellen und disponiert bei unvorhergesehenem Bedarf Kräfte sowie Führungs- und Einsatzmittel.

Disponent: Mitarbeiter am Telefon der Leitstelle bzw. Einsatzzentrale; leitet die Informationen weiter und koordiniert die Hilfsmaßnahmen.

DRK: Deutsches Rotes Kreuz; internationale Hilfsorganisation

DSM-V: Diagnostic and Statistical Manual of Mental Disorders; amerikanisches Klassifikationssystem und Leitfaden für Psychische Erkrankungen

IfR: Institut für Rechtsmedizin; Abteilung eines Krankenhauses mit einem umfangreichen Spektrum rechtsmedizinischer Dienstleistungen

KJND: Kinder- und Jugendnotdienst; leistet Hilfe und Unterstützung für Kinder und Jugendliche in akuten sozialen Krisen. Er nimmt z. B. Kinder auch stationär auf und sorgt für eine kurzfristige Unterbringung.

KDD: Kriminaldauerdienst der Polizei

LKA: Landeskriminalamt mit seinen Fachdienststellen

LKA 41: Mordkommission, Fachkommissariat Tötungsdelikte und Todesermittlungen

MK-Leiter: Leiter einer Mordkommission oder: **MB-Leiter:** Leiter einer Mordbereitschaft

NEF: Notarzteinsatzfahrzeug der Feuerwehr. Hier fährt im Gegensatz zum Rettungswagen (RTW) ein Notarzt mit.

Opferhilfe Hamburg: Beratungsstelle für erwachsene Opfer von Gewalt

PK: Polizeikommissariat

PSNV: Psychosoziale Notfallversorgung; Betreuungs- und Nachsorgekonzepte für Menschen, die unmittelbar oder sekundär von einem dramatischen Ereignis betroffen sind. Die Betreuung von Notfallbetroffenen soll verhindern, dass sie seelische Folgeschäden davontragen.

PsychKG: Psychisch-Kranken-Gesetz; regelt die rechtlichen Möglichkeiten einer Zwangseinweisung in die Psychiatrie bei Selbst- oder Fremdgefährdung.

PTBS: Posttraumatische Belastungsstörung; gravierende Trauma-Folgestörung im Sinne einer manifesten Erkrankung. Die Betroffenen durchleben das Trauma in Form von wiederkehrenden und eindringlichen Bildern, Gedanken oder Träumen. Dieses Erleben wirkt so real, dass sie körperlich reagieren und Todesangst empfinden. Darüber hinaus vermeiden die Betroffenen Reize, die mit dem Trauma verbunden sind, und zeigen erhöhte Anspannung, die vor dem Trauma nicht da war. Z. B. Schlafstörungen, Konzentrationsstörungen, Reizbarkeit und eine übertriebene Schreckhaftigkeit.

Diese Symptome dauern mindestens über 6 Wochen an und klingen nicht von alleine ab. Dauern die Symptome kürzer an (1–3 Wochen), sprechen wir von einer akuten Belastungsreaktion, und das entspräche einer normalen Reaktion auf ein extremes Ereignis.

Reanimieren: Herz-Lungen-Wiederbelebung nach Kreislaufstillstand durch Herzdruck-Massage

Rettungsleitstelle: Die Leitstelle des DRK leitet u. a. alle Anfragen der Polizei und Rettungskräfte an das KIT-Team weiter.

RTW: Rettungstransportwagen mit Sanitätern und Rettungsassistenten (ohne Notarzt)

Sicherer Raum: Raum in Polizeikommissariaten, der nicht eingerichtet ist und dessen Tür nur von außen zu öffnen ist.

SIDS (Sudden Infant Death Syndrom), Plötzlicher Kindstod: Unerklärliches Versterben eines gesunden Säuglings, das meistens während der Schlafenszeit des Babys auftritt.

Thanatologie: Wissenschaft vom Tod, Sterben und Bestattung. Die Thanatologen versorgen und schminken den Verstorbenen und richten ihn her.

Trauma-Ambulanzen: Im ganzen Bundesgebiet an Krankenhäuser angebundene Spezialambulanzen, die Soforthilfe für traumatisierte Opfer von Gewalttaten anbieten, wenn die Akuthilfe z. B. durch das KIT fortgesetzt werden muss. Hier werden die Betroffenen beraten, weiter stabilisiert und ggf. bei der Suche nach spezifischen Trauma-Behandlungen unterstützt.

Verwaiste Eltern und Geschwister: Landesweite Trauerberatung, -begleitung und Kontakte für Eltern, die ein Kind verloren haben, sowie für Geschwister der Verstorbenen.

VU: Verkehrsunfall

WH: Wachhabender am Polizeikommissariat, verantwortlich für den Organisationsablauf in der Wachdienstgruppe der Polizei

Weißer Ring e. V.: Deutschlands größte und einzige bundesweite Hilfsorganisation für Opfer von Straftaten

Wochenbettpsychose: Psychotische Erkrankung (vor allem mit Wahnerleben) nach der Geburt eines Kindes. Verursacht durch die hormonelle Umstellung im Körper.

Zentrum für Kinder und Jugendliche in Trauer e. V.: Beratungs- und Anlaufstelle für Kinder und Jugendliche, die in ihrer Trauer professionell begleitet werden.

MEIN DANK

Mein innigster Dank gebührt Andreas Kästner. Er gibt mir Halt und Liebe. Mit ihm lebe ich mein Leben in neuen Prioritäten, denn er versteht, dass wir keinen Tag zu verschenken haben.

Ein großes Dankeschön meinen beiden btb-Lektorinnen Madlen Reimer und Martina Pfitzner. Sie haben mich und mein Anliegen zutiefst verstanden, mit mir um die Geschichten gerungen, mich fokussiert und mir geholfen, daraus lesbare Texte zu machen.

Danke an meine btb-Pressevertreterin Nina Portheine. Sie hat sich Zeit genommen, um mit mir zu überlegen, wie wir Menschen gewinnen können, etwas zu lesen, was sie auf keinen Fall erleben möchten.

Dank an Lars Schultze-Kossack und Lisbeth Körbelin, meine Literaturagenten. Sie haben mich in der Ideenfindung zu diesem Buch unterstützt und mir stets Mut gemacht, dass die Gratwanderung zu schaffen sei.

Dank dem Hamburger Kriseninterventions-Team (KIT) des Deutschen Roten Kreuzes. Meine Kollegen wurden nicht namentlich aufgeführt, um ihre Anonymität zu wahren. Aber vielleicht erkennt sich der ein oder andere wieder und denkt: »Ach, ja, das war ein trauriger Einsatz…« Vergessen wir nicht: Wir müssten diese schwere Arbeit nicht tun! Daher DANKE an alle Teamkollegen. Denn: Wir TUN es.

Mit großem Respekt sei der Hamburger Schutzpolizei gedankt. Die Polizisten sind die Ersten vor Ort, wenn Unfallopfer Hilfe brauchen, Todesnachrichten überbracht werden müssen, Gewaltopfer versorgt werden. Sie sind bereit, ihr Leben zu riskieren, um das eines Menschen in Not zu retten. Vielleicht sogar desjenigen, der noch wenige Tage vorher auf die »Scheiß-Bullen« geschimpft hat. Viele von ihnen haben mir imponiert durch berührende Gesten der Nächstenliebe für die Betroffenen, inmitten des Chaos und jenseits ihrer eigentlichen Aufgaben.

Besonderer Dank an die Kollegen bei der Kriminalpolizei Hamburg. Sie haben die Einsätze mit mir gefahren oder mir mit ihren Rückmeldungen geholfen. Besonders erwähnt seien Volker Quast, Kai Rassek und Oliver Rohé.

Meiner Schreibgruppe, den »Wörtermördern«, gebührt wie immer Lob und Dank: Jürgen Müller, Petra Wilson und Olaf Wulf. Wieder habt ihr mein Projekt von Anfang bis Ende begleitet, betreut, beäugt, beklatscht. Merci!

Bei diesem Buch gab es ausnahmsweise nur einen Erstleser: Nicole Münchau. Sie gab mir wieder ehrliche Rückmeldung.

Unverzichtbar. Mein Glück, dass es viel Lob und wenig Kritik war.

Den Betroffenen und Angehörigen gebührt mein größter Dank! Sie durfte ich für einen Moment durch die Dunkelheit begleiten. Von ihnen erfuhr ich Dank durch Blicke und durch Worte. Und lernte die Demut an mein eigenes Leben.

Das macht mein Leben zu einem besseren!

Sollte diese Publikation Links auf Webseiten Dritter enthalten,
so übernehmen wir für deren Inhalte keine Haftung,
da wir uns diese nicht zu eigen machen, sondern lediglich auf
deren Stand zum Zeitpunkt der Erstveröffentlichung verweisen.

Die in diesem Buch geschilderten Fälle entsprechen den Tatsachen,
soweit sie der Autorin bekannt sind. Die genannten Personen,
Orte, Umstände und Zeiten wurden anonymisiert.
Die Sicht auf die Ereignisse spiegelt die Eindrücke der Autorin
und erhebt keinen Anspruch auf objektive Wahrheit.

MIX
Papier aus verantwortungsvollen Quellen
FSC® C083411

Verlagsgruppe Random House FSC® N001967

2. Auflage

Umschlaggestaltung: semper smile, München
Umschlagmotiv: © Karin Constanzo; Shutterstock/Flas100
Satz: Uhl + Massopust GmbH, Aalen
Druck und Einband: CPI books GmbH, Leck
mr · Herstellung: sc
Printed in Germany
ISBN 978-3-442-71474-2

www.btb-verlag.de
www.facebook.com/btbverlag